「美」とは、スタイリッシュな姿勢から

〝姿勢が美しい人〟とはどのような人を想像しますか？

背筋がピンと伸びたモデルのような人？

すらりと伸びた手足、すっきりした細いウエスト、

キュッと上がったヒップを持つ人でしょうか？

そんな美姿勢になるために、どんなに食事制限や筋トレをしても、

鏡に映る私はというと――、

ぽっこりお腹や、たれ気味のお尻、ねこ背や巻き肩……。

どうにかならないかと悩ましくなってしまいます。

実はそれ、人体最大の組織「ファシア」が原因だったのです。

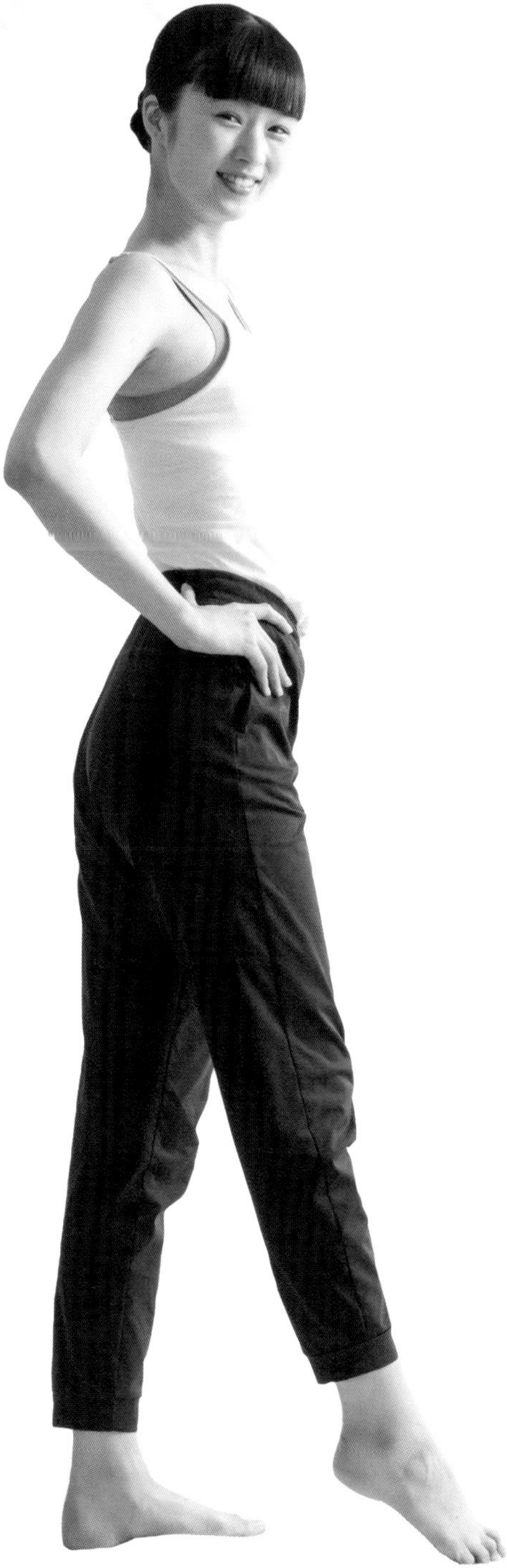

本書が紹介するそのファシアをほぐすストレッチで
体は美姿勢に生まれ変わります。

「若さ」とは、エネルギッシュな体から

プロポーションがいくら素敵でも、体の痛みや不調を抱えていたら、
表情にどこか暗い影が表れたり、老けて見えたりしてしまいます。

「最近、疲れやすいし、次の日も疲れが残りがち」、
「肩こり、腰痛、頭痛が治らない」、
「冷え性や便秘が続いている」などの体の不調。
さらには「イライラ」「うつ気味」などの心の不調。

このような体と心の悩みを抱えていませんか？
実は、体の内側から元気に、若々しくするファシア・ストレッチは、
さまざまな悩みに効くのです。

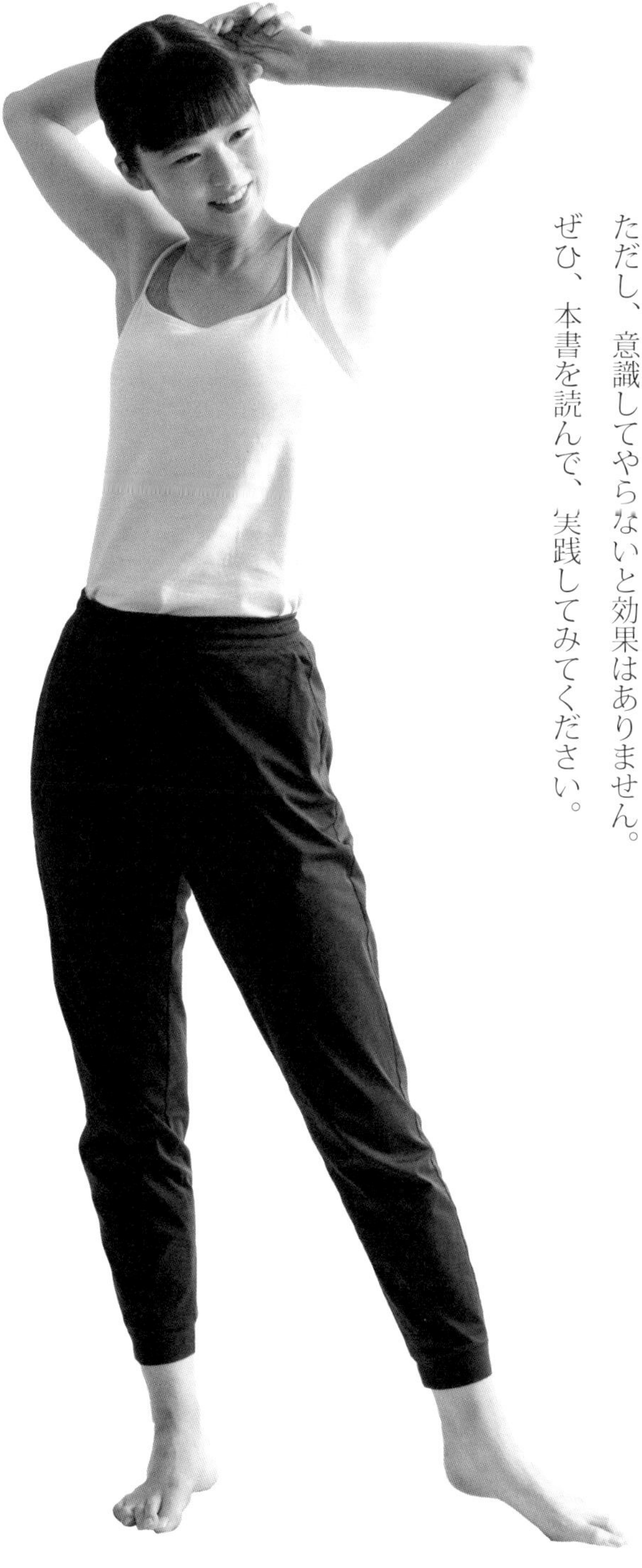

美姿勢になって、若々しい体と心を手に入れるストレッチ――。
それも1日2回のストレッチをするだけ。やり方も簡単です。
ただし、意識してやらないと効果はありません。
ぜひ、本書を読んで、実践してみてください。

美と若さのカギを握る「ファシア」の秘密

美姿勢のカギ、それはファシアが握っています。
美しく若々しい人は、間違いなくファシアが健康的な人です。
では、ファシアとは何でしょうか。

体の中には、筋肉、心臓や肺、血管や骨、神経などがあります。さまざまな働きをするそれらが、体の中にギュッと収まっています。こうした筋肉や内臓などが活発に動くことができて、さらに、お互い邪魔せずに活動するためには、それらの間に〝あそび〟の部分が必要です。そのあそびの部分にあたるのがファシアです。ファシアは、筋肉や臓器、神経などを包み込み、ボディスーツのように体全体にフィットしています。

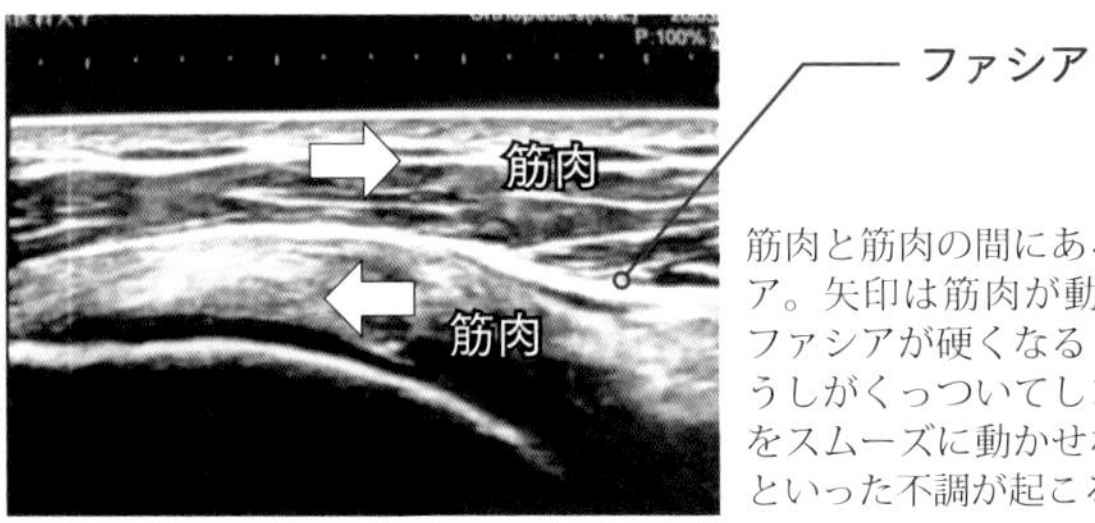

筋肉と筋肉の間にあるファシア。矢印は筋肉が動く方向。ファシアが硬くなると筋肉どうしがくっついてしまい、体をスムーズに動かせなくなるといった不調が起こる

たとえば、みかんの皮をむくと、皮と実の間に白い筋《すじ》状のものがありますね。この筋状のものと実を包む薄い膜を合わせた部分がファシアです。ファシアは体全体に張り巡らされた重要な組織だと感じていただけたでしょうか。

そして、注目したいファシアの特徴は主に2つあります。

(1) 動かさないと硬くなる
(2) 動かすとやわらかくなる

運動不足や長時間の座り仕事などで動かないでいるとファシアが硬くなり、不調が生じます。みかんを放っておくと乾燥して硬くなり、皮がくっついてむきづらくなるのと同じように、人の体と心にさまざまな悪影響を及ぼしてしまいます。「ファシアが美姿勢のカギを握っている」というのは、そのためだったのです。

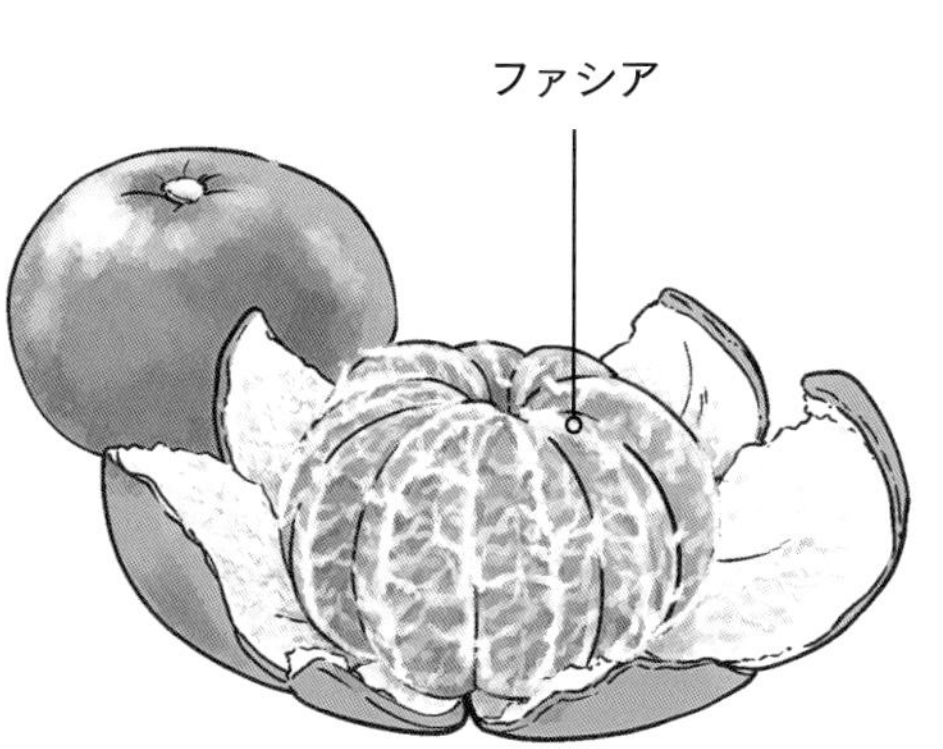

ファシア健康度チェック①

セルフ姿勢チェック

まずは、今の自分の姿勢を鏡などを使ってチェックしてみましょう。体の力を抜き、腕をクロスして横から見ると、ぽっこりお腹、ねこ背、たれ尻かわかります。同時に、骨盤がゆがんでいるかもわかってきます。骨盤のゆがみ取りは70ページのストレッチをやりましょう。

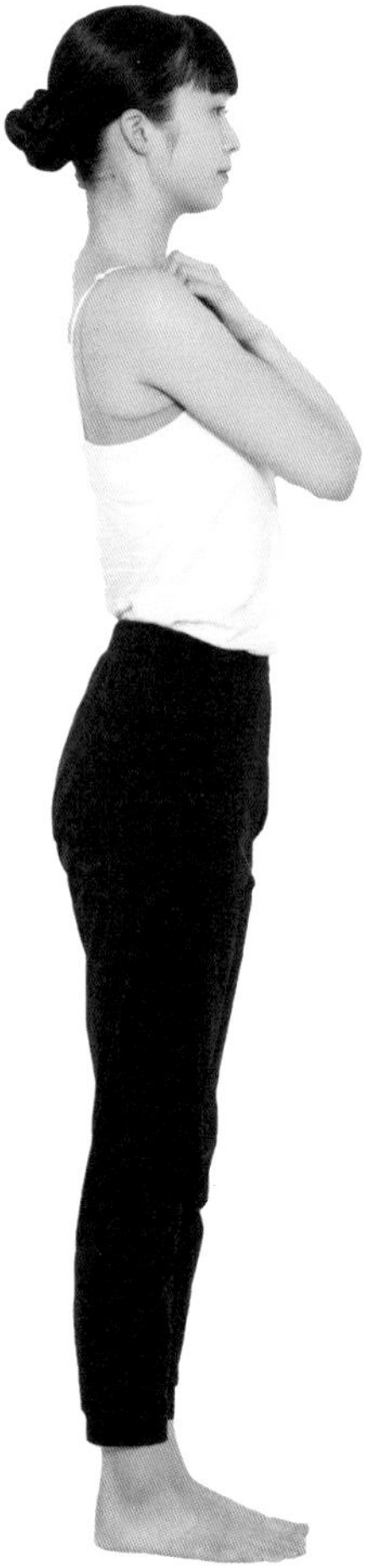

無理のない自然な状態で、立ちます
腕を体の前でクロスしましょう。そうすることで、腕による姿勢の変化がなくなり、正しく姿勢を見ることができます

1 理想的な美姿勢

体の軸が耳、肩、腰（大腿骨）、くるぶしを通っていると、骨盤の位置が正常で、自然と美姿勢になっているはずです。背筋がピンとしており、腹やお尻が余分に出ていません。この状態をキープしましょう。

2 ねこ背タイプ

体の軸より耳が前、肩が前方に巻いている巻き肩のねこ背姿勢です。全体的に縮こまった印象で、暗い人と見られがち。ぽっこりお腹になりやすい。特に肩甲骨あたりに負担が強いため、首こり、頭痛が起こりやすい。

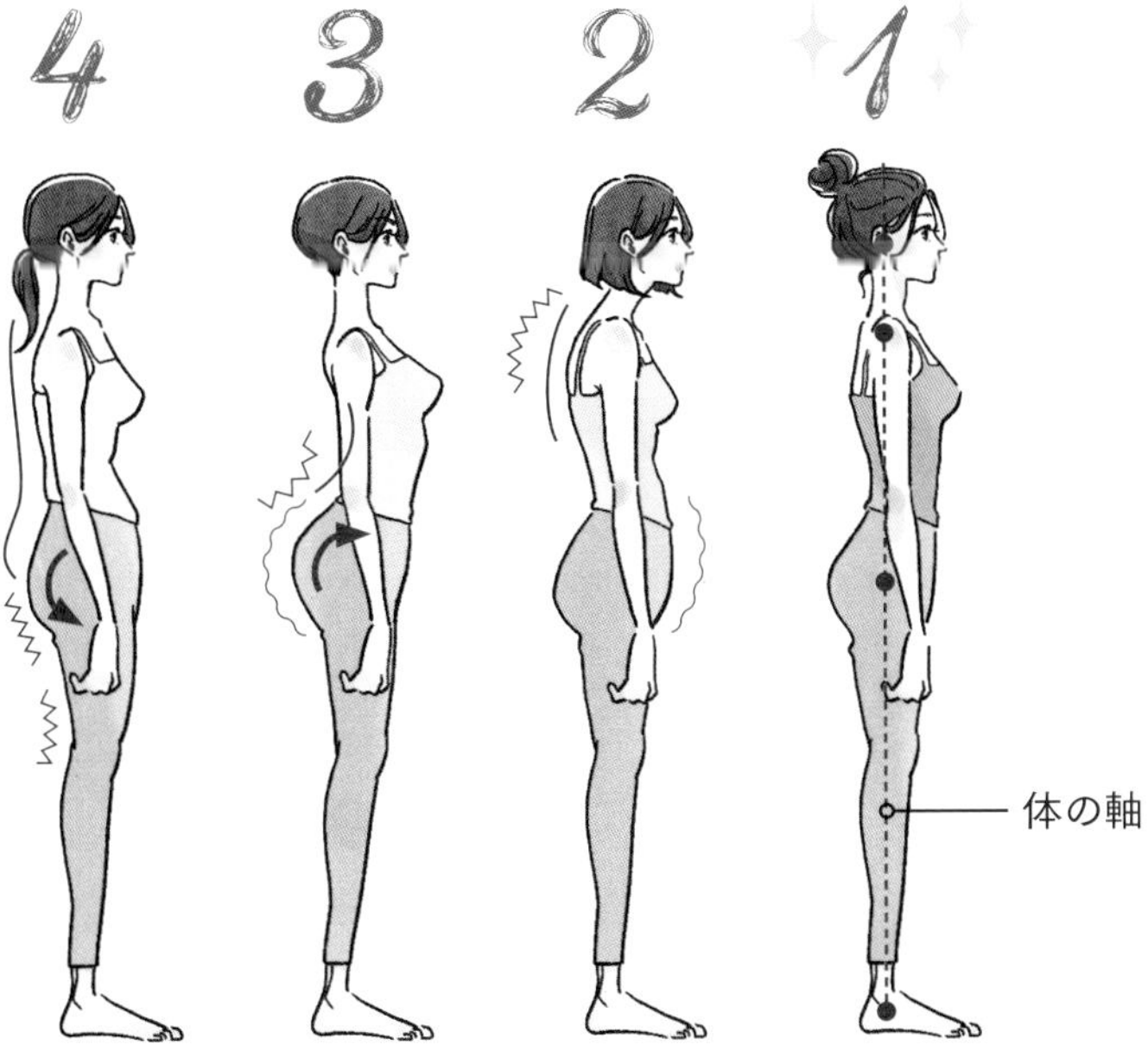

3 反り腰タイプ

お尻が突き出て、胸を張っているオットセイ姿勢。出っ尻からたれ尻になりやすく、また、ぽっこりお腹に見えてしまいます。骨盤が前傾しており、腰が反っているため、腰への負担が強い。腰痛に注意が必要です。

4 平背タイプ

背中が壁にすき間なくつくタイプです。骨盤が後傾しており、背骨がまっすぐで、体全体に強い負担がかかっています。お尻に肉がつきにくく、太ももに張りが生まれにくいのが特徴。特に股関節、ひざへの負担が強く、ひざを曲げない歩き方をします。

ファシア健康度チェック②

肩甲骨度チェック

美姿勢かどうか、体の内側を確認するテストです。

壁際に立って、ゆっくりと腕を上げてみましょう。違和感が出たり、痛いと感じたらストップ。その角度で、やわらかさがわかります。肩甲骨あたりがやわらかいほど、姿勢もきれいになりやすく、若々しいのです。肩甲骨あたりが硬い場合は、64ページのストレッチをやりましょう。

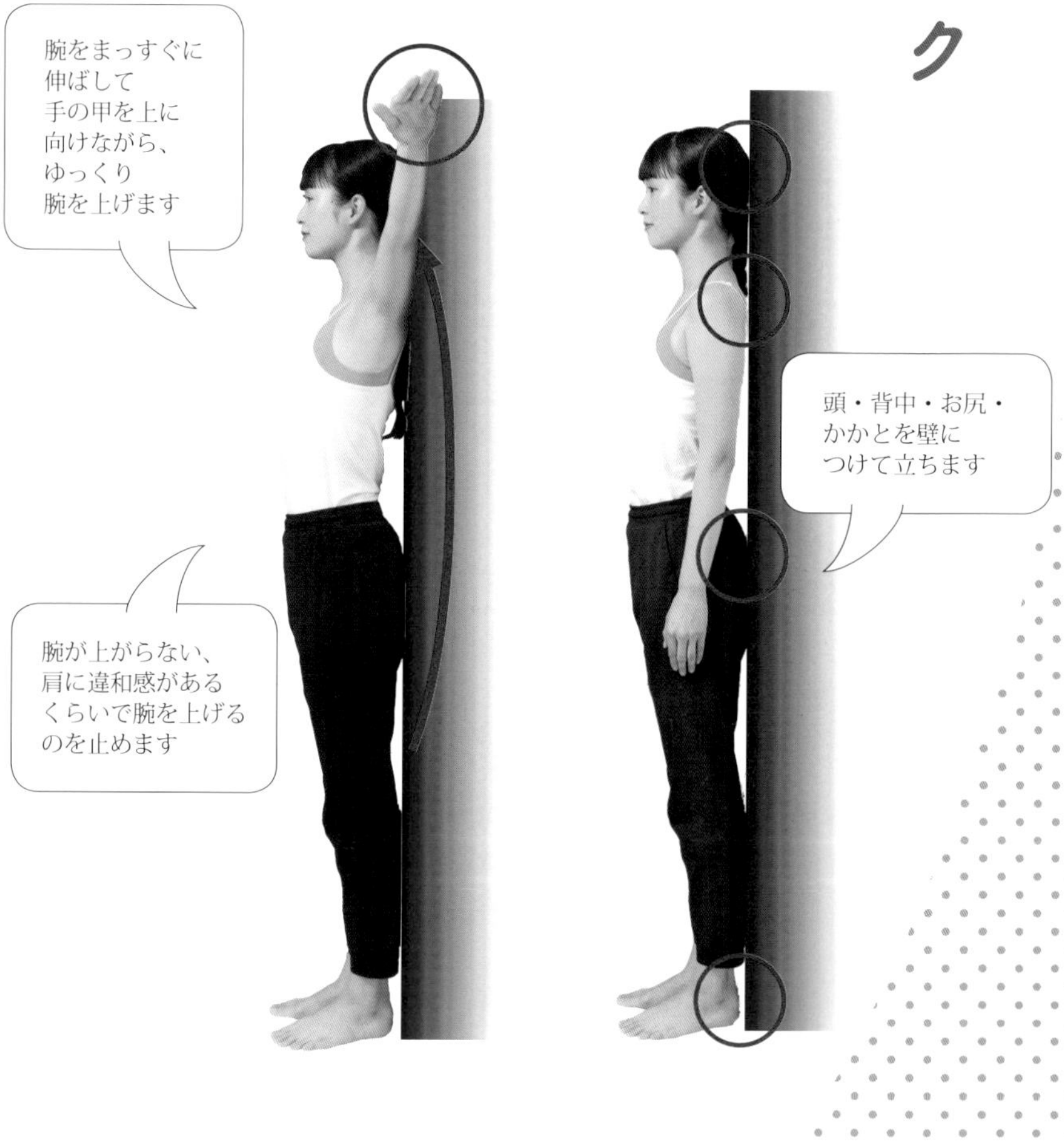

頭・背中・お尻・かかとを壁につけて立ちます
腕をまっすぐに伸ばして手の甲を上に向けながら、ゆっくり腕を上げます
腕が上がらない、肩に違和感があるくらいで腕を上げるのを止めます

60度〜90度

問題なし！

60度以上、腕が上がったら問題ありません。肩に重くのしかかるような疲れがあっても、翌日には残らないのではないでしょうか。このやわらかさをキープするようにしましょう。

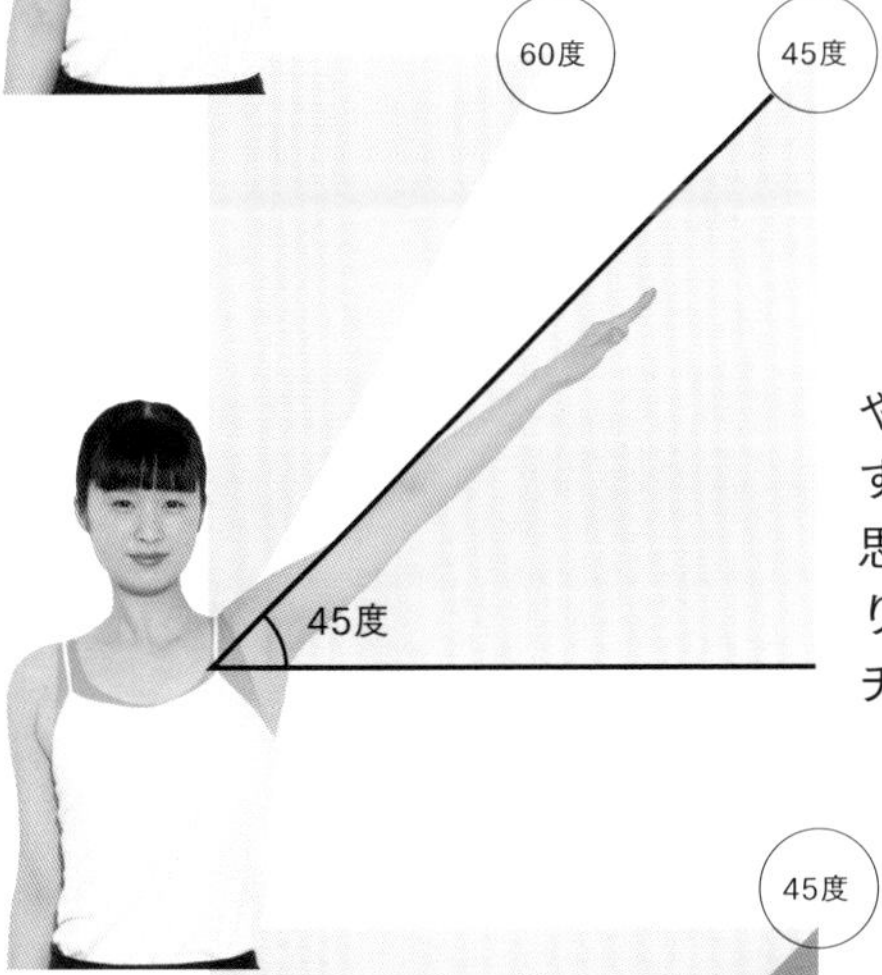

45度〜60度

少し硬い！

やや黄色信号で、体が硬い状態です。肩こりや疲れが残りがちでも不思議ではありません。姿勢も悪くなりやすいので、ファシア・ストレッチをしていきましょう。

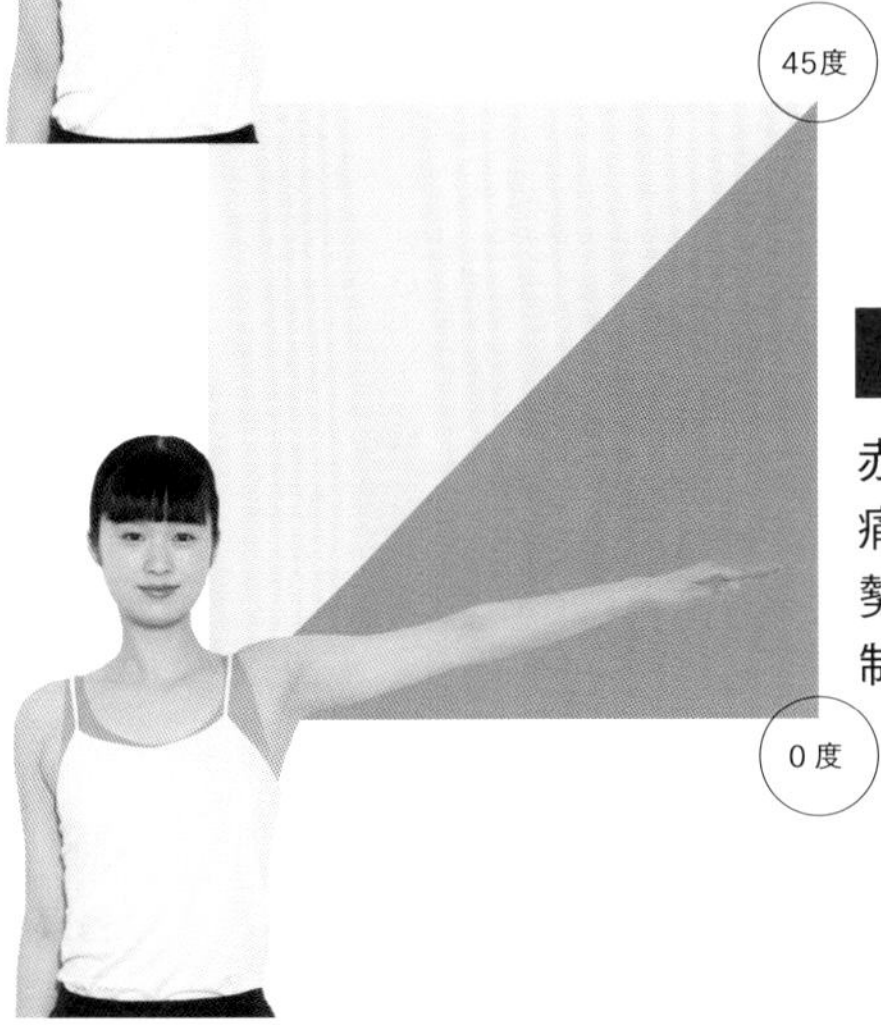

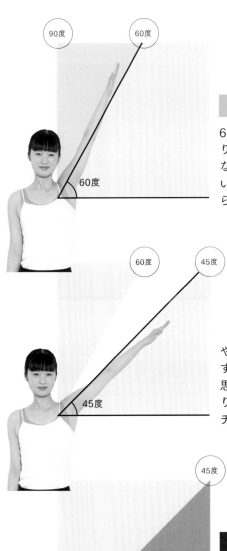

0度〜45度

かなり硬い！

赤信号です。慢性的な肩こりや頭痛があるのではないでしょうか。姿勢も悪くなりがちで、動きもかなり制限されている状態です。少しずつ、ほぐしていきましょう。

ファシア健康度チェック③

骨盤度チェック

美姿勢かどうか、体の内側を確認するテストの骨盤編。テスト1~3をクリアできるかがポイントです。全部できたら、健康な状態です。1~2つできたら、やや硬めの状態。1つもできなかったら赤信号です。骨盤まわりをやわらかく動かせるほど、姿勢もきれいになりやすいでしょう。骨盤まわりが硬い場合は、70ページのストレッチをやりましょう。なお、倒れても大丈夫なように周りに物がないようにしてから行ってください。

テスト1　「前に後ろに足振り」

片足で立って、もう片方の足を前に、後ろに大きく振ります。バランスが崩れたり、倒れてしまったりしたら失敗です。5回やっても問題なければクリアです。

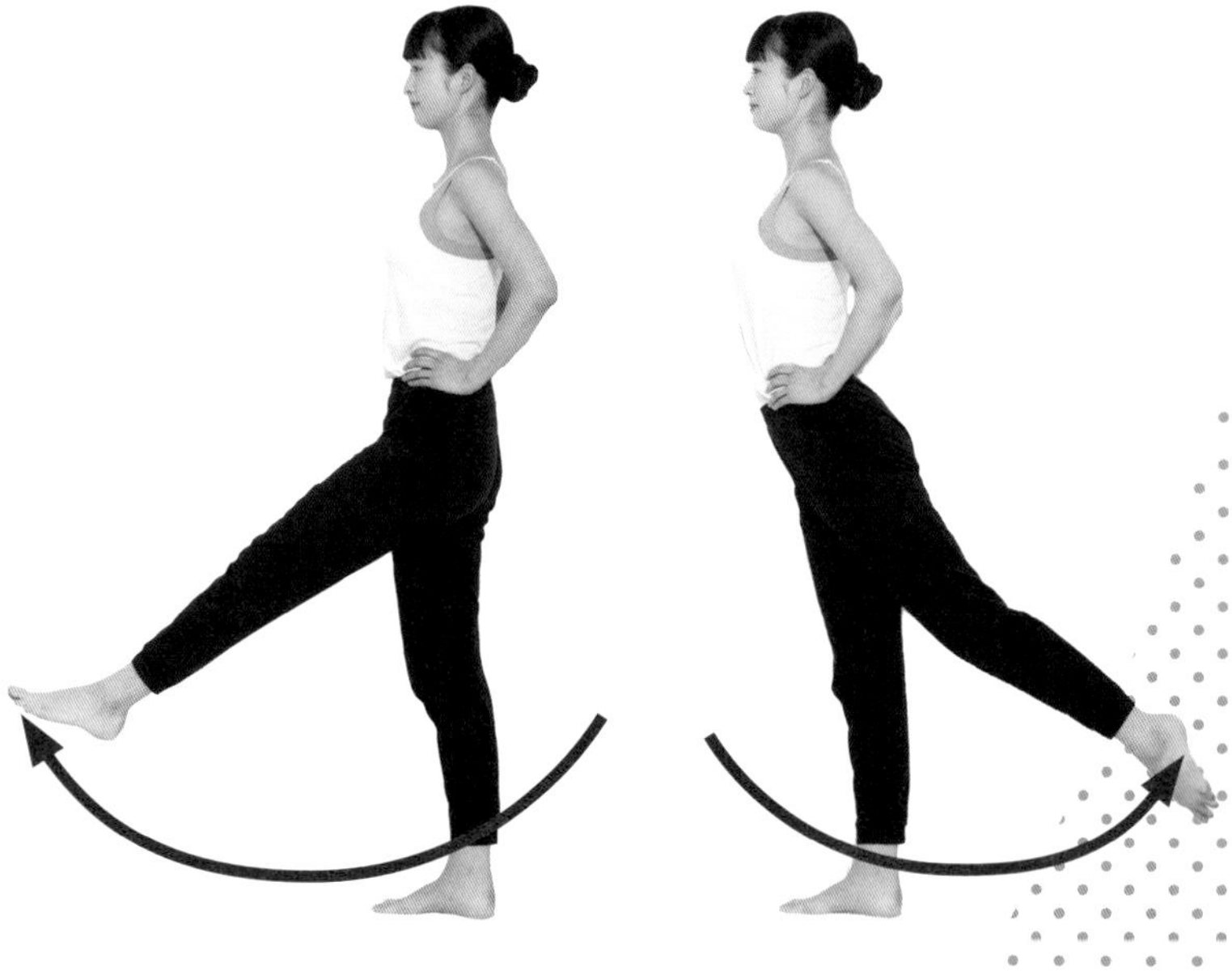

テスト2　「右に左に足振り」

片足で立ち、もう片方の足を大きく左右に振ります。バランスが崩れたり、倒れてしまったりしたら失敗。5回やっても問題なければクリアです。

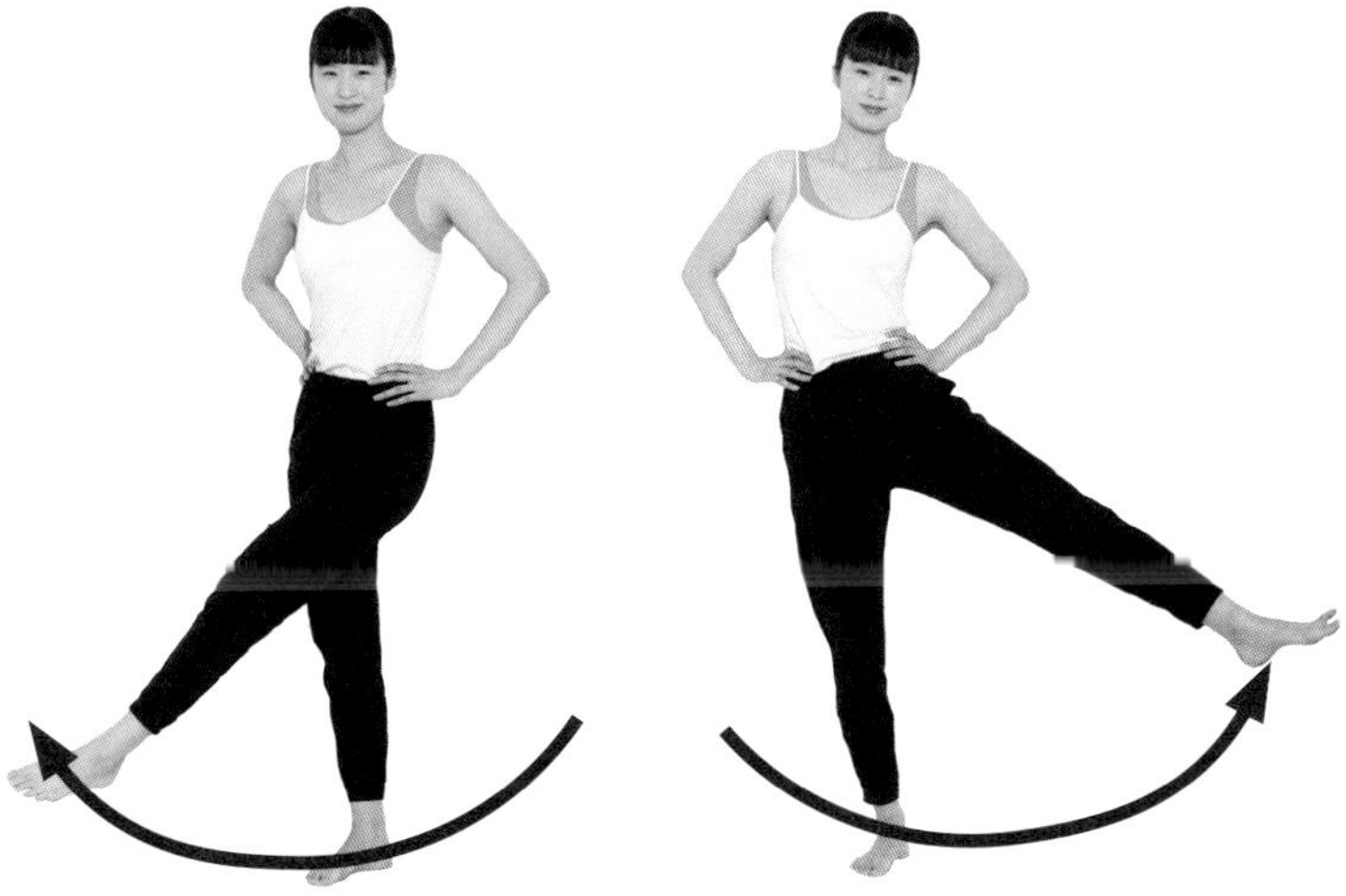

テスト3　「目つぶり片足立ち」

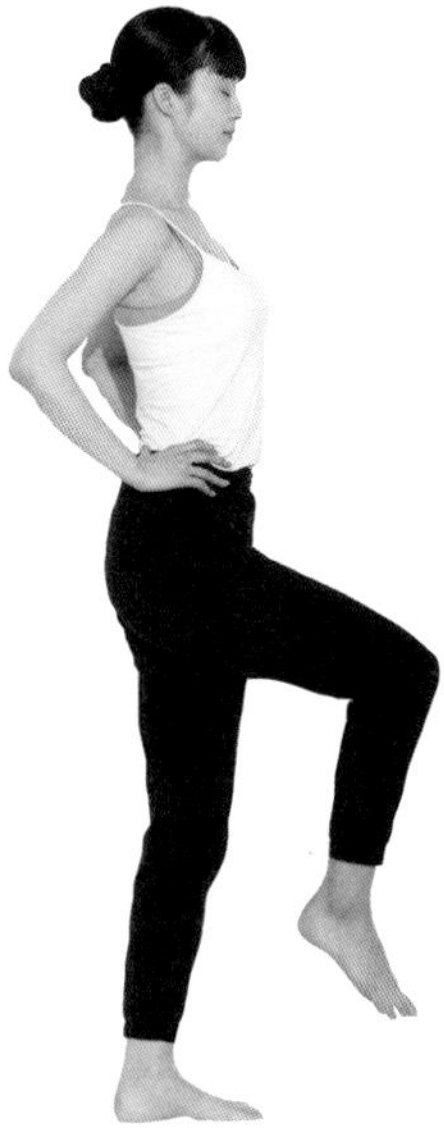

目を閉じて、片足を左の写真くらいまで上げましょう。何度やっても3〜5秒でグラグラしたり、上げた片足が地面についてしまったら失敗。

骨盤まわりがガチガチな人は足を動かすと、動かなくてもいいはずの他の筋肉らも連動して動いてしまいます。そのため、バランスがとれなくなるのです。

「ファシア・ストレッチ」を2週間やってみました

ファシア・ストレッチを実際に体験していただきました。モニターの方々には、1日2回「肩甲骨はがし」（64ページ）と「骨盤回し」（70ページ）を実践、それ以外は普段通りに過ごすようにして、食事制限や筋トレなどの特別なダイエットはしないようにお願いしました。そして「ストレッチ前」「ストレッチ直後」「2週間後」を測定。また、感想を聞きました。

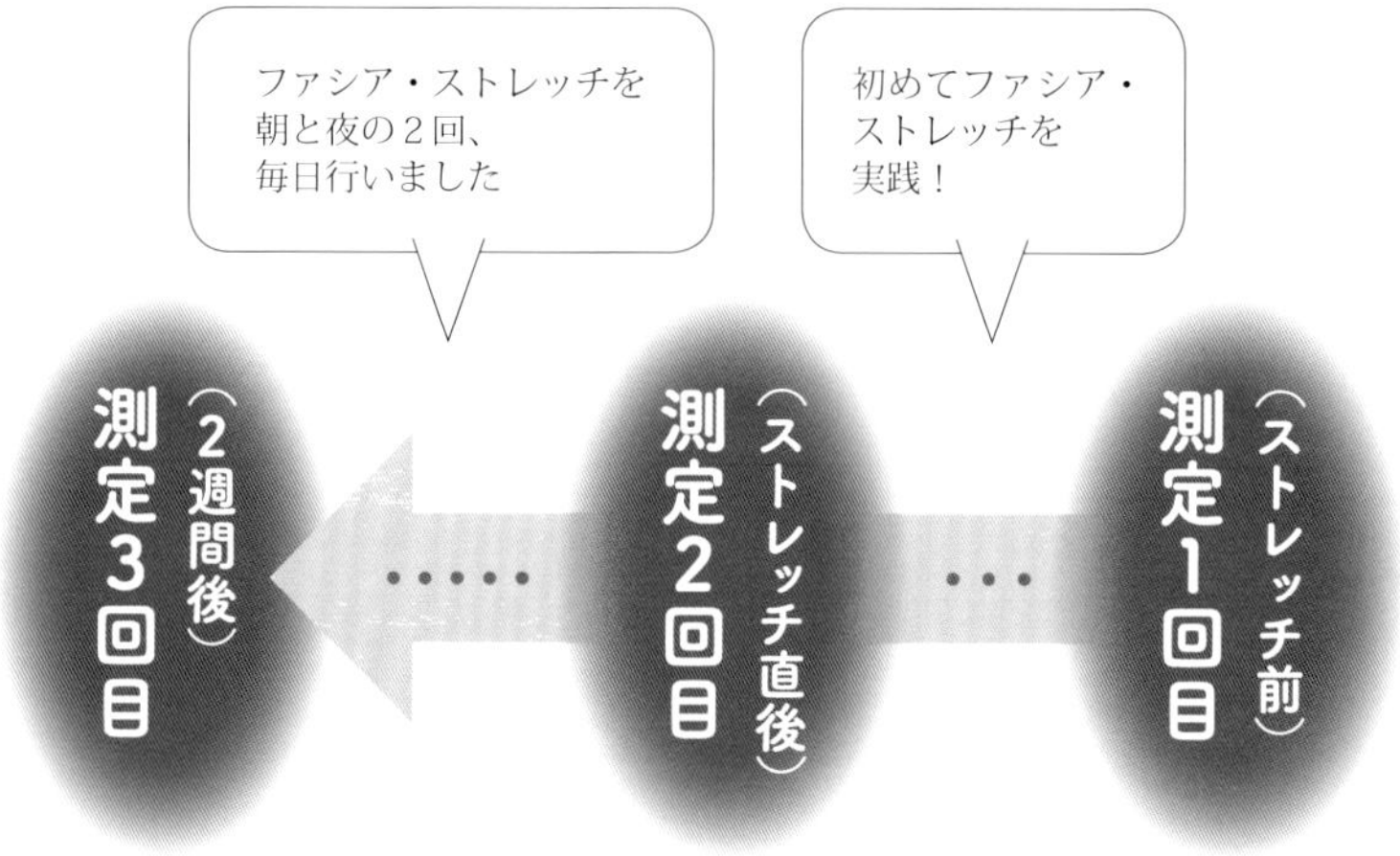

初めてファシア・ストレッチを実践！
ファシア・ストレッチを朝と夜の2回、毎日行いました
測定1回目（ストレッチ前）
測定2回目（ストレッチ直後）
測定3回目（2週間後）

写真を見てびっくりしました。ストレッチだけでお尻が引き締まってる！　もっと続けようと思います

小野美冬さん（仮名）40代　女性

初めは、ストレッチをやって痛い感じがしましたけど、だんだんほぐれていくのを実感しました。腕が背中の後ろにだんだん回せるようになって、動きが広がった印象がありました。仕事を始める前に1回目のストレッチをやって、終わったら2回目をやるようにしましたけど、簡単なので、毎日できました。

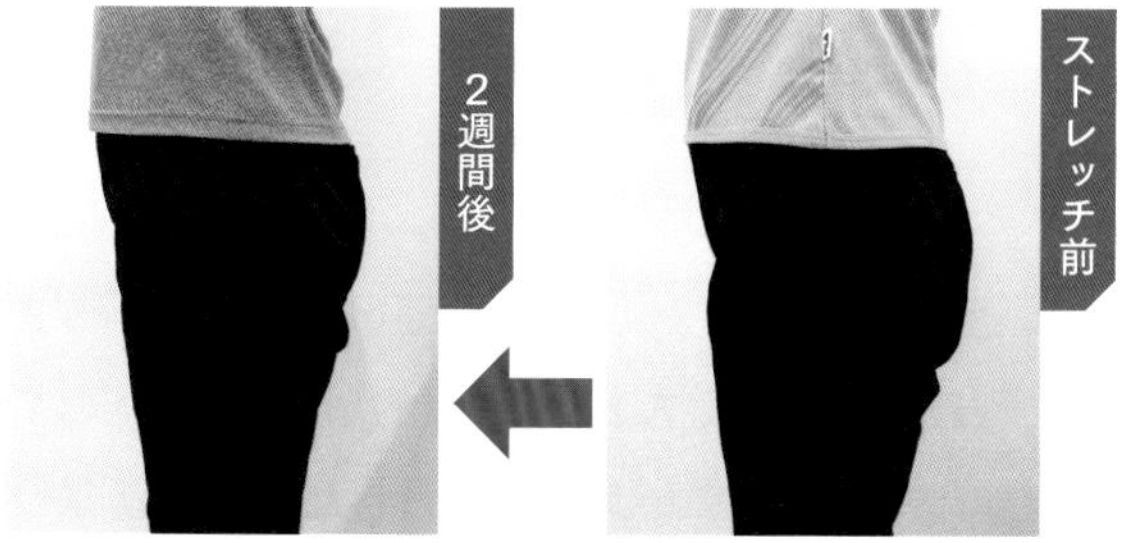

ストレッチすると汗ばむくらい。代謝が良くなったのを感じました。腰痛が日に日に良くなりました。

斎藤豊さん（仮名）32歳　男性

朝やると、代謝が良くなるような感じがしました。体がポカポカして、汗ばむくらいです。

元々ケガをしていて、股関節を動かすストレッチ（骨盤回し）はうまくできませんでしたが、できる範囲でやったところ、腰痛が日に日に良くなりました。

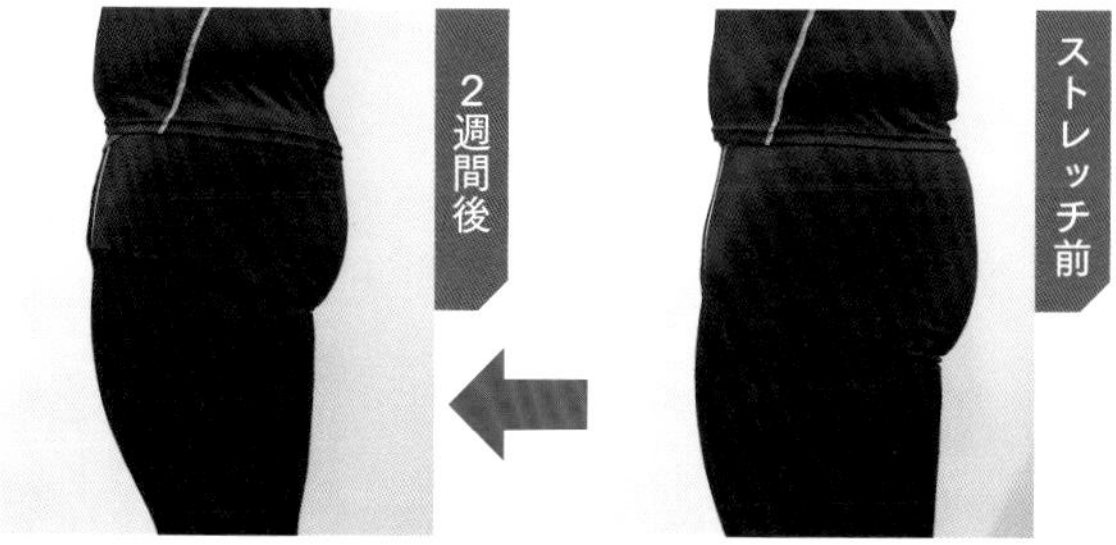

本書に出てくるマッサージ、ストレッチなどは、激しい痛みがある場合や妊娠中、持病がある方は事前に医師と相談してから行ってください。また、試してみて、強い痛みや不調を感じた場合はすぐに中断してください。効果には個人差があります。

もくじ

1分で美姿勢になる ファシア・ストレッチ

1章 ファシア・ストレッチが「姿勢」に効くワケ

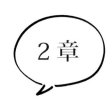

2章

ステップ1・2・3！ファシア・ストレッチ

3章

「美」と「若さ」だけじゃない！ファシア健康法

Column

モデル　森田菜月（株式会社ＧＧＥ）
撮影　宗廣暁美
ヘアメイク　福本みわ
イラスト　いしかわひろこ
　津久井直美
デザイン　リクリデザインワークス

1章

ファシア・ストレッチが『姿勢』に効くワケ

現代人の不調の原因は、ファシアが97%!?

ファシアは全身をくまなく包む膜のようなもの。コラーゲンを非常に多く含んでいるため、本来はとても「ゆるゆる」している組織です。ファシアが十分にゆるんでいると、まるで自分の体型にぴったり合った着心地のいいボディスーツを着ているように、私たちは体をスムーズに動かすことができます。

ところが日常生活には、ファシアを硬くさせてしまう原因がたくさん潜んでいます。そのひとつが、スマホやパソコンです。

スマホやパソコン作業に夢中になると、つい

ついつい、スマホに夢中になって20分、30分……

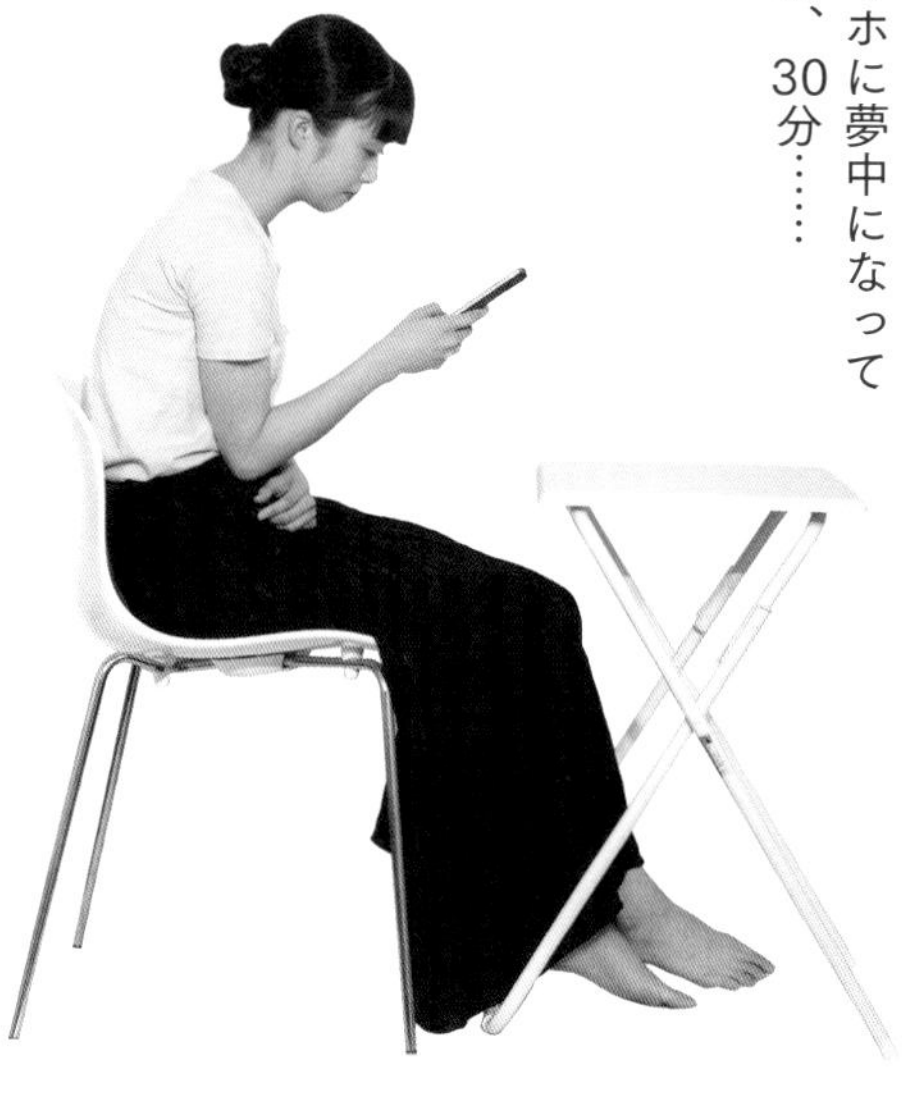

前かがみになり、画面を凝視しがちです。人間は30分間、同じ姿勢をとり続けると、筋肉が緊張し始めていきます。ずっと同じ姿勢でいると、ファシアは硬くこわばり、全身にさまざまな不調をもたらします。その代表的なものが肩こりと腰痛です。これは**同じ姿勢をとり続けることによって、肩甲骨と骨盤をほとんど動かしていないため**です。

肩甲骨や骨盤まわりがこり硬くなると、まるでギチギチにきついボディスーツを着ているかのように体を動かしづらくなります。私は体の不調の97%はファシアが原因と考えています。残りの3%は先天性や病気由来。裏を返せば、それ以外の不調は、ファシアを健全な状態にすれば、良くなるのです。

会社でも、自宅でも、パソコンは欠かせない

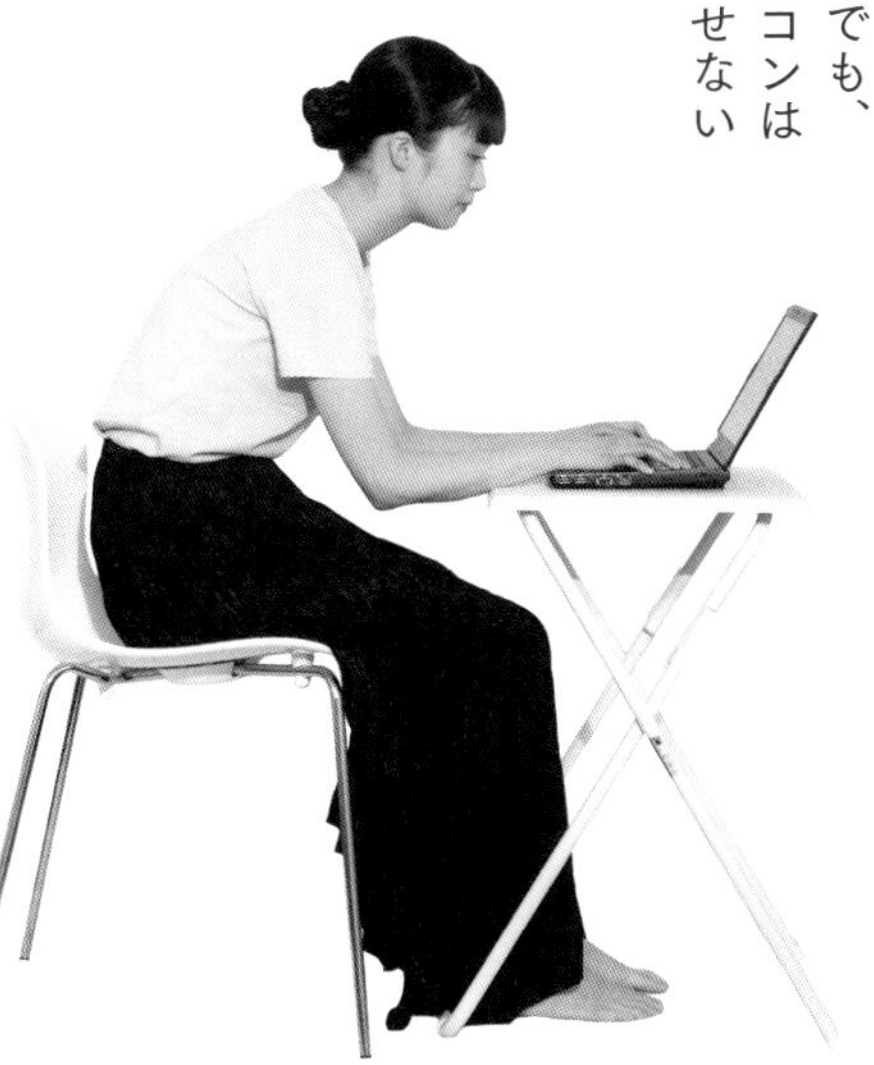

ファシアが悪くなって起こる負のスパイラル

ファシアの特徴のひとつに〝動かさないと硬くなる〟がありました。つまり、ファシアの大敵は〝動かないこと〟にあるのです。

ファシアが悪くなると「負のスパイラル」に陥ってしまいます。

たとえば、**パソコン作業で体を動かさずにいると、ファシアが硬くなります。長い間、そうしていると肩こりや腰痛の症状が出始めて悪姿勢になってしまいます。悪姿勢はファシアが硬まりやすくなるため、より体を動かしにくくなります。体の痛みやストレスが悪化し、疲れやすくなっていきます。そして、余計に動くのがおっくうになり……。そんな悪循環が生まれるのです。**

体調不良だけではなく、姿勢にも関係します。前かがみになるなど、悪姿勢のままファシアが硬くなり、ねこ背や巻き肩、ストレートネックになってしまいます。また、ぽっこりお腹やたれ尻にもつながります。

　ファシアが硬くなることにより、頭痛、便秘、冷え性、眼精疲労、めまいなどの症状も出て、不眠やうつなどのメンタルにも症状が表れてくるのです。

　ファシアが硬くなることで、体も心も硬くなってしまいます。裏を返すと、体を動かすとファシアがほぐれ、姿勢は美姿勢に、心もやわらかくなるのです。ファシアをほぐすと、あらゆる悩みが解消します。

負のスパイラル

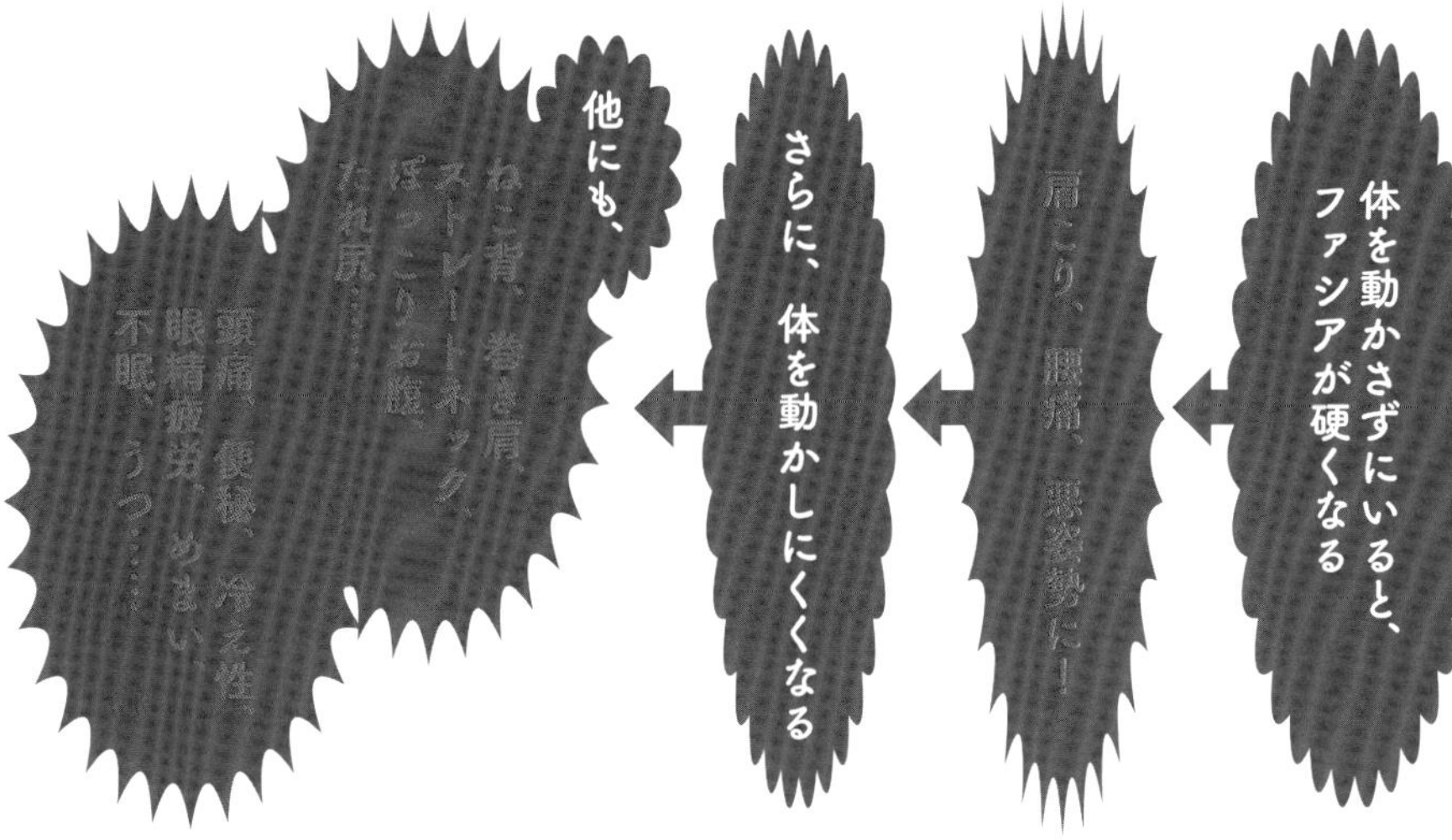

姿勢が悪くなるのはファシアのむくみのせいだった

ファシアが硬くなる大きな原因は、「むくみ」にあります。ファシアには水分が含まれていますが、余計に水分が溜まってしまうとファシアをスムーズに動かせなくなるのです。

そのむくみを引き起こしているのが血行不良。血流が悪くなることによって水分の流れが滞ってしまうのです。

動かずに同じ姿勢でいることや、ストレスによる自律神経の乱れで血流が悪くなり、ファシアのむくみにつながります。

人間は本来、動くようにできています。「家で何もせず、じっとしていたのに体調が悪い」という人がいますが、「何もせず、じっとしている」からこそ体調が悪いのです。

全身のファシアはつながっているため、体を動かさず、じっとして

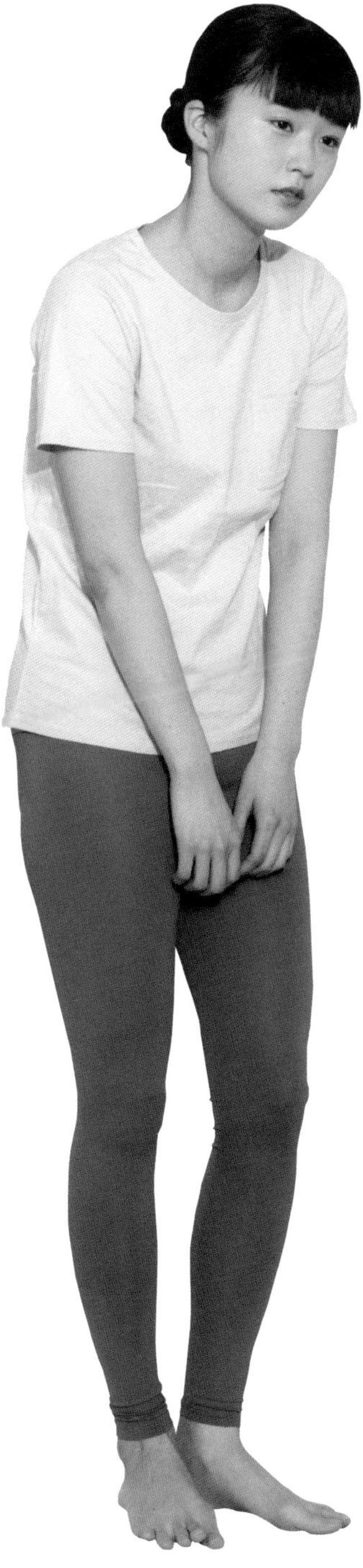

いたら姿勢は悪く、体型は崩れ、さらに体の不調が出てきます。体を動かさないと、いっきに老けてしまいます。

ファシア・ストレッチによって普段動かしていない部分を動かすことで、血流が良くなりむくみが取れ、ファシアはゆるみ、筋肉も動くようになって本来の働きを取り戻します。これが美姿勢にもつながっていくのです。

そもそも、体はどのようにできている？

ファシアが硬くなることで「姿勢」にどう関係してくるのか。疑問がわくところだと思いますが、その前に体の構造について知っておきましょう。

体の中には、体を支えている骨があります。体を動かしている筋肉があります。他にもさまざまな機能を果たす内臓があり、神経や血管が張り巡らされています。

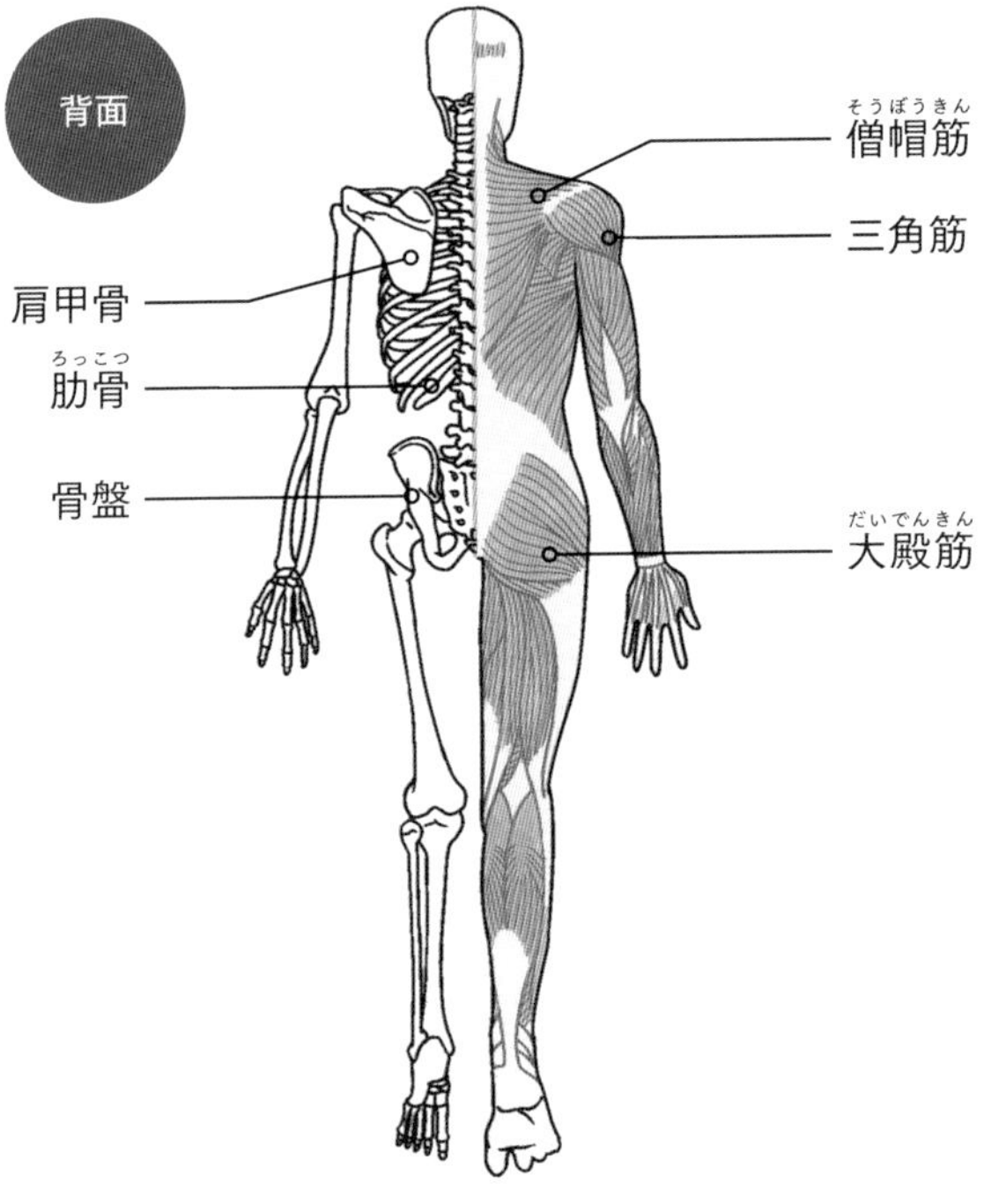

これらはそれぞれの機能を果たしていますが、体のあるべき位置にとどまることができません。そこで重要な働きをしているのがファシアです。

ファシアは骨や筋肉、内臓、血管、神経などをまるごと包み込んで、それぞれを結合して支えていたのです。もし、ファシアがなければ体はバラバラになってしまうか、ヨレヨレな動きしかできないでしょう。

また、筋肉の繊維は単独ではバラバラになってしまいますが、それを束ねているのもファシアです。

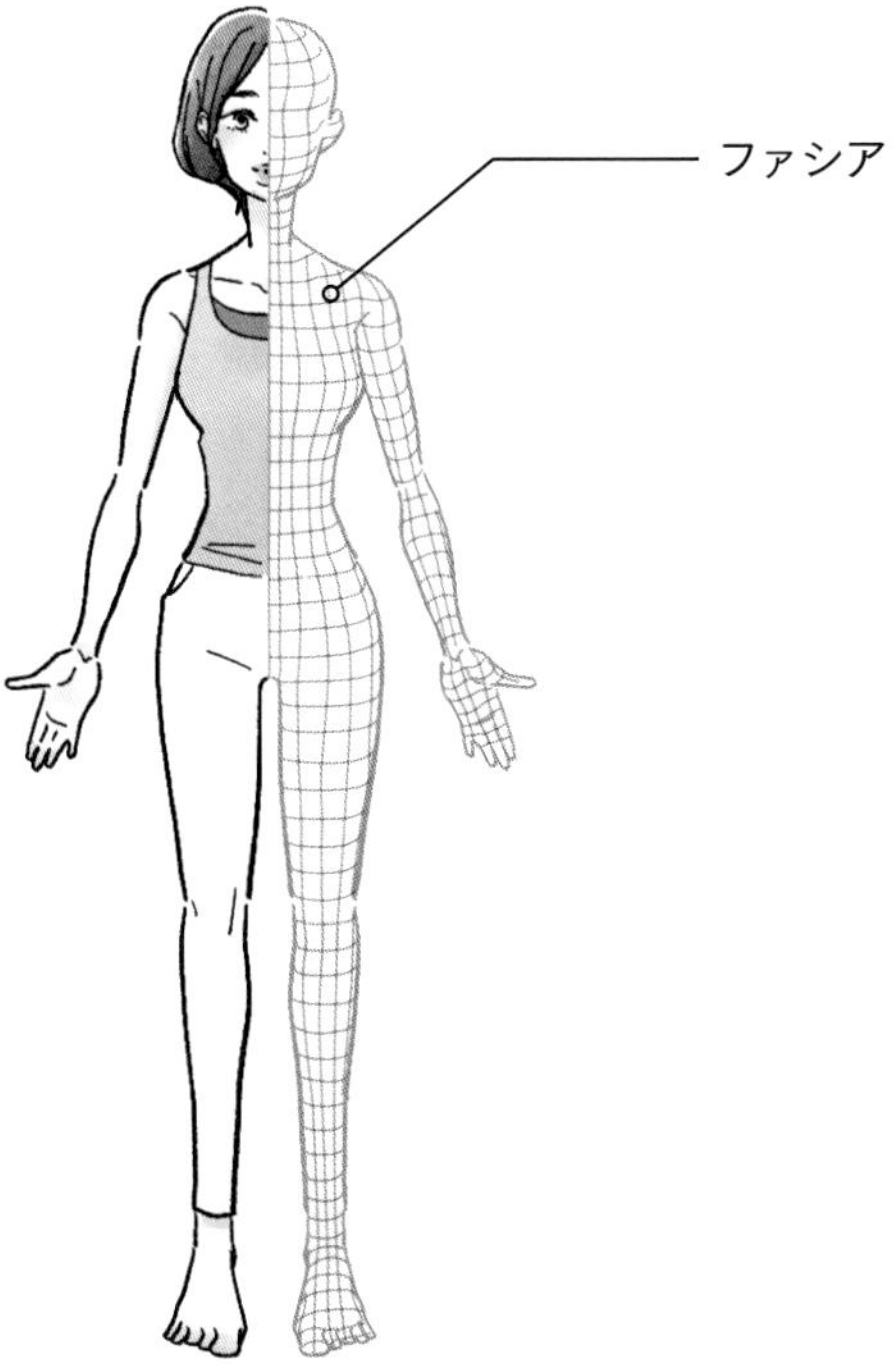

なぜ、「美」に効く？

「ねこ背」「ストレートネック」に効く理由

美しく見える、若々しく見える大きなポイントは「姿勢」にあります。**姿勢が悪いと、実年齢より老けた印象に見えてしまいます。**

デスクワークやスマホを見るなど前かがみやうつむいている状態が続くと、ねこ背やストレートネックを進行させます。ストレートネックは、別名「スマホ首」といわれ、本来、ゆるやかなカーブを描いているはずの首の骨がまっすぐになってしまうことをいい、近年急増していま

美姿勢

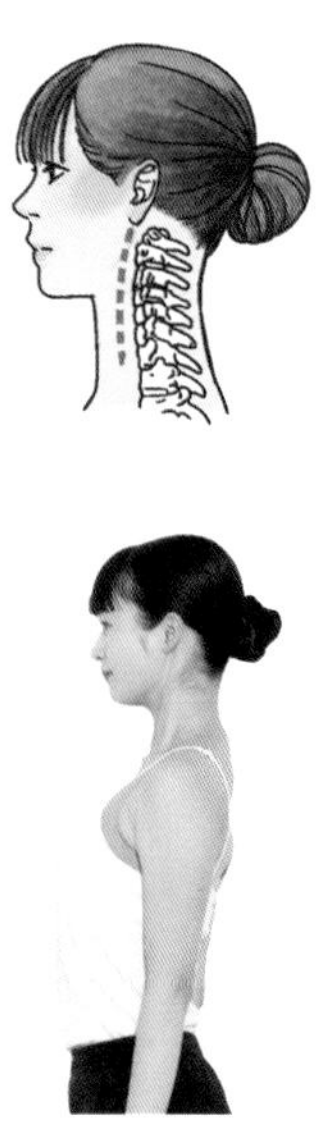

ストレートネック

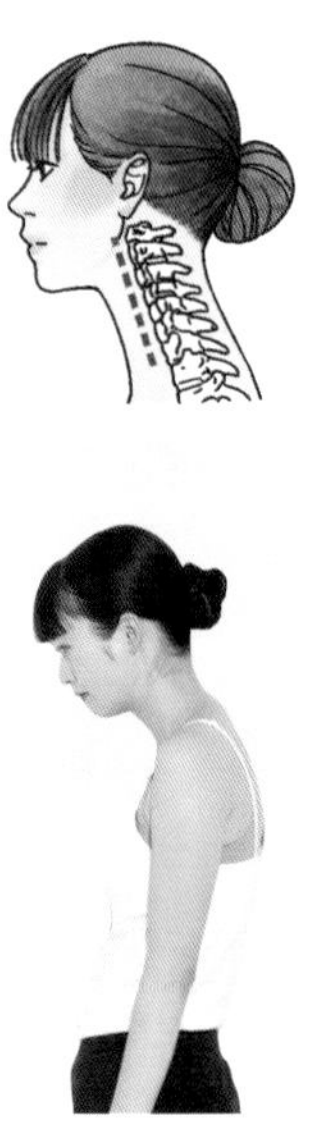

す。

実はねこ背やストレートネックにも、ファシアが影響しています。パソコンやスマホの操作で長時間にわたって首や肩などを動かさないでいると、筋肉の緊張から血行障害を起こし、肩こりや首こりが生じて、ファシアもむくみ、硬くなっていきます。ストレッチで、ほぐして改善しましょう。

また、パソコン作業などで手を前に伸ばす姿勢を続けていると、左右にある肩甲骨が外側に広がり、肩甲骨と肋骨との間が癒着し、ねこ背になるのです。ストレッチで肩甲骨のファシアがゆるめば、これらも改善することができます。

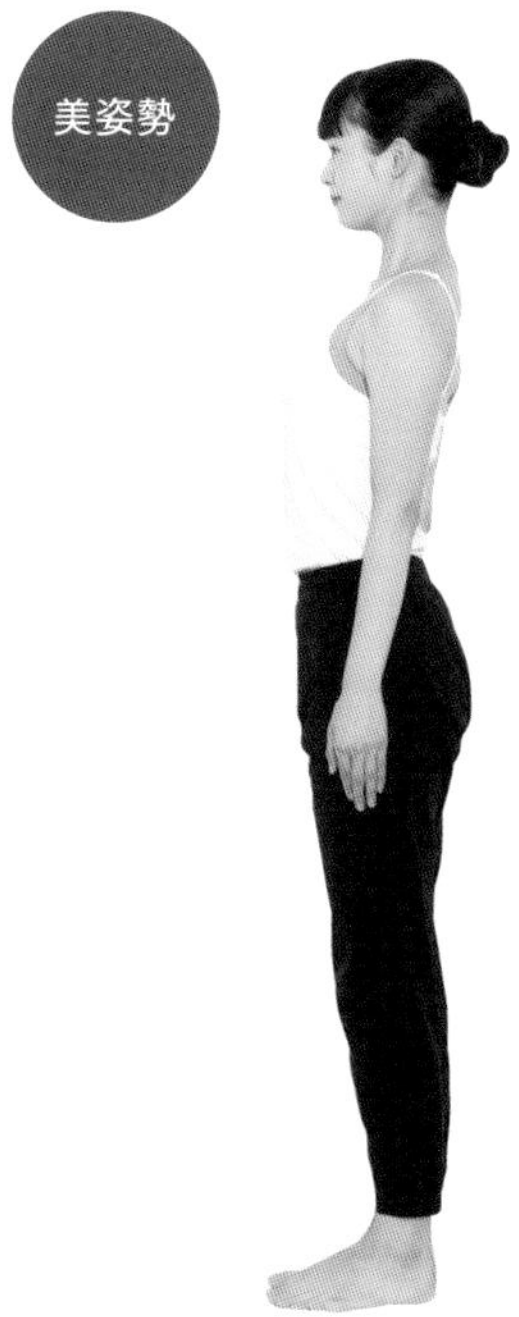

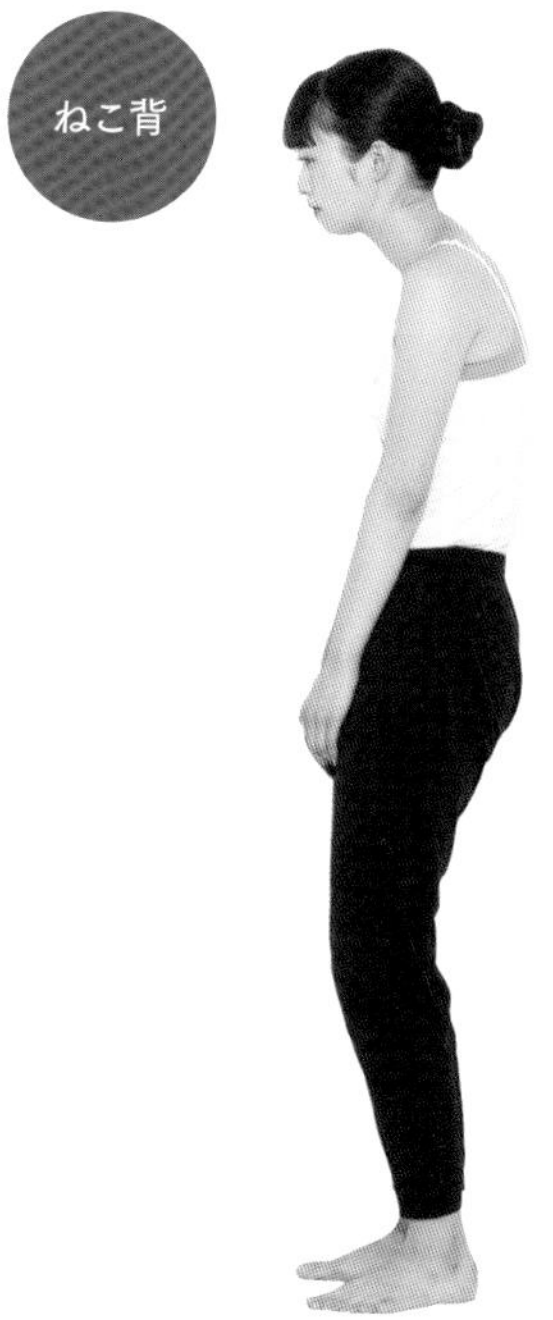

なぜ、「美」に効く？
「ぽっこりお腹」を徹底解剖

食事制限しても、筋トレしても、体重は減っているのに、なぜかお腹だけがぽっこり……。それはお腹に余計な脂肪がついているからではなく、姿勢のせいです。

前かがみの状態が長く続くと、肩甲骨まわりのファシアが癒着してしまい、ねこ背になることは前項でお話しした通りですが、前かがみになったねこ背になる

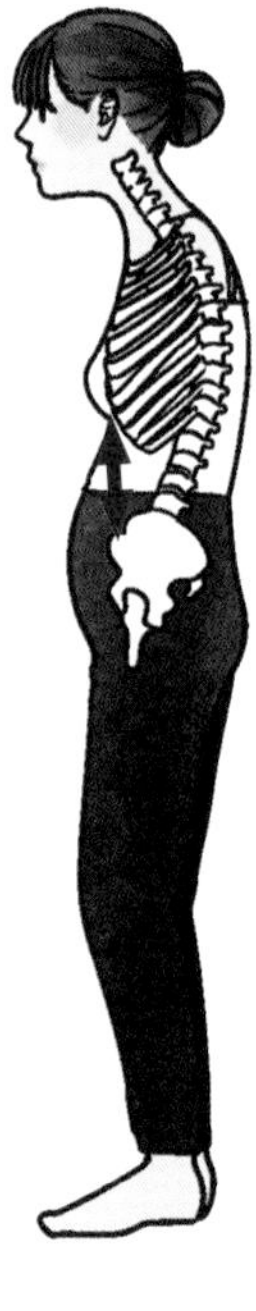

ぽっこりお腹

骨盤が後ろに傾き、ねこ背だと、肋骨と骨盤の間が狭くなる。そのため、お腹がぽっこり出てしまう

と、お腹はどうなるでしょうか。

背中を丸めた姿勢で長時間デスクの作業や家事をしたとします。肩甲骨が伸びきった状態のまま硬くなり、骨盤から肋骨までの距離は狭まって、ぽっこりお腹になってしまいます。

また、腰を後ろに突き出したねこ背は、骨盤が後傾して、ぽっこりお腹になります。

そのため、ぽっこりお腹を引っ込めたいと思ったら腹筋をするよりも先に、骨盤と肩甲骨のファシアを整えるほうが効果的です。

背筋がまっすぐ

骨盤が正しい位置にあり、背筋がまっすぐな美姿勢

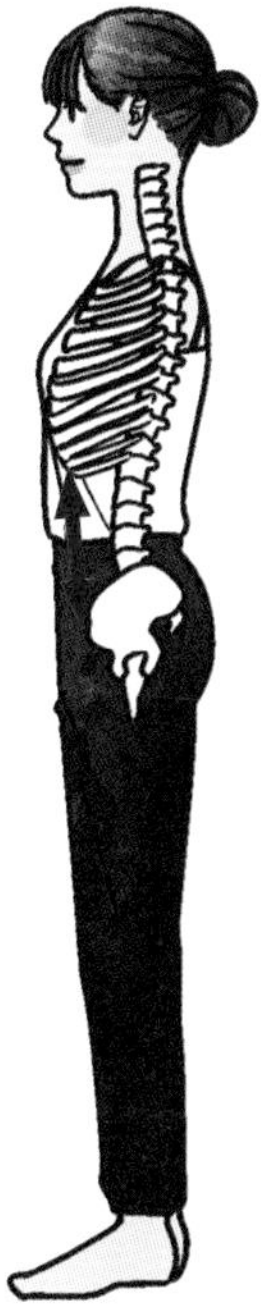

なぜ、「美」に効く？
「美しく歩ける」ようにもなれる！

ねこ背なので前かがみ、とぼとぼとした歩き方だと、健康で気分も悪くないのに「元気出して！」と言われかねません。いつも何かに悩んでいそうで、暗いという印象を与えてしまうことも……。

それならばと意識して背筋をピンと張っていても、気が付いたらいつもの歩き方に戻ってしまいます。そもそも自分の歩き方は自分がいちば

姿勢が悪い歩き方

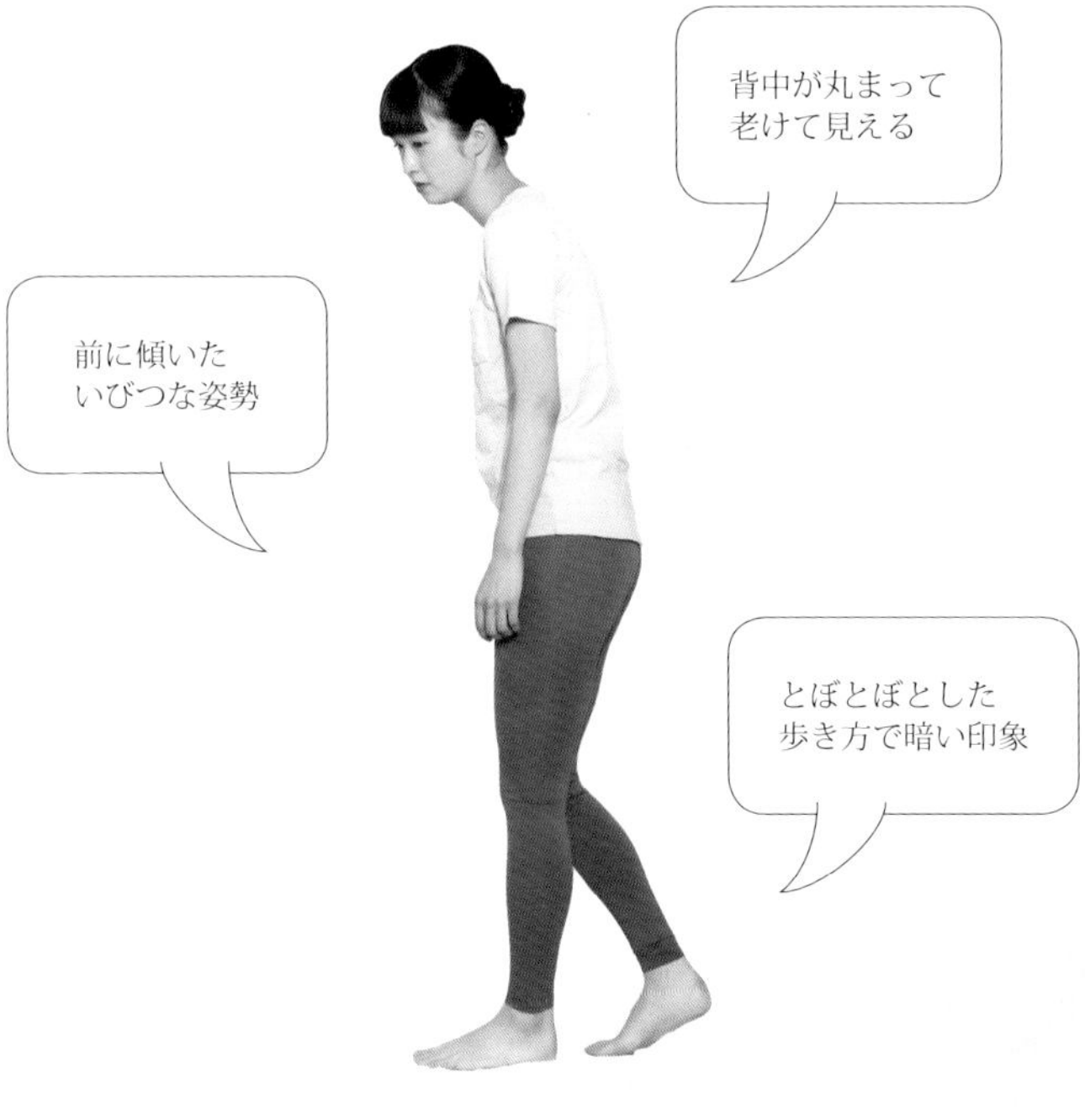
背中が丸まって老けて見える
前に傾いたいびつな姿勢
とぼとぼとした歩き方で暗い印象

んわかっていないものです。

とぼとぼと歩いてしまうのは、ファシアが硬くなることにより無意識のうちに体の可動域が狭まり、動きが制限されていたからです。

ゆがんだファシアをほぐすと、筋肉がなめらかに動くようになり、こちこちの手足をスムーズに動かすことができるようになります。

背筋がピンとして胸を張った姿は「いつも元気だね！」と言われるくらいに明るく見えます。シャキシャキとなめらかに動く姿はかっこよく、若々しく見えることでしょう。

美姿勢の歩き方

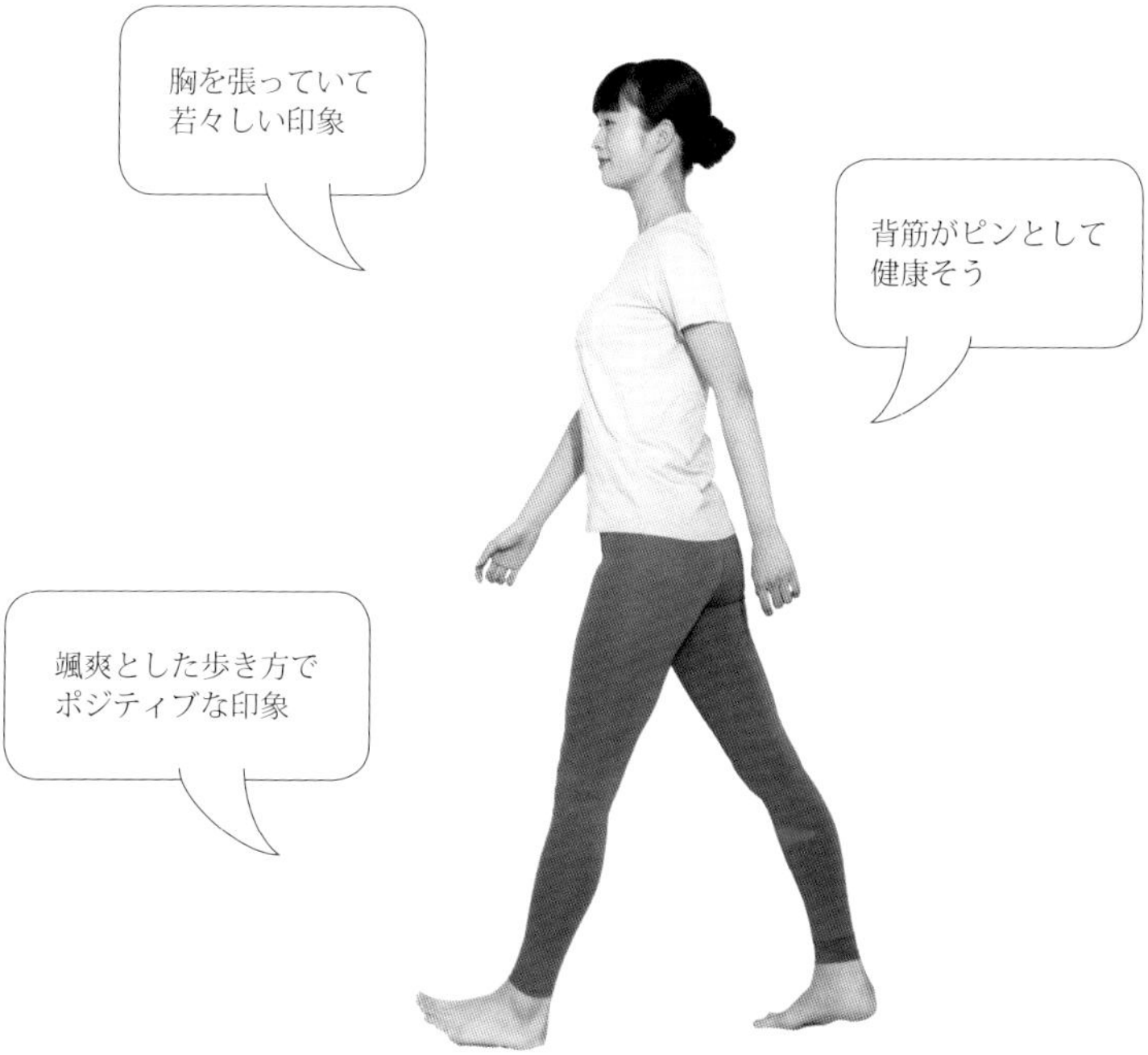
胸を張っていて
若々しい印象
背筋がピンとして
健康そう
颯爽とした歩き方で
ポジティブな印象

なぜ、「若さ」に効く？

「いつも疲れてる」の根本に効く

「朝起きると体がだるい」「いつも疲れているのは年のせい？」「運動をしているわけでもないのに、なぜかぐったり」

その原因は、ファシアが硬くなっているせいだったのです。

ファシアのむくみは血行不良につながり、筋肉の動きが悪くなります。その結果、筋肉に届くはずの酸素や栄養分が不足。さらに、筋肉が疲労すると疲労物質が生まれますが、それがうまく排出されないため、筋肉に蓄積されていきます。そのため、疲労やこり、痛みが生じるようになるのです。

その痛みやこりがあると体を動かしにくくなる上に「私、疲れてるかも」と思って、さらに動かなくなるという負のスパイラルに突入します。

また、ファシアにはコラーゲンが多く含まれています。硬くなることによってコラーゲン層が変質し、粘性が増加するといわれています。ファシアの粘り気が増して硬くなると体をスムーズに動かせなくなってしまいます。

疲れたときこそ、ファシア・ストレッチで動かしましょう。ぐったりとした疲れが、みるみる取れていきますよ。

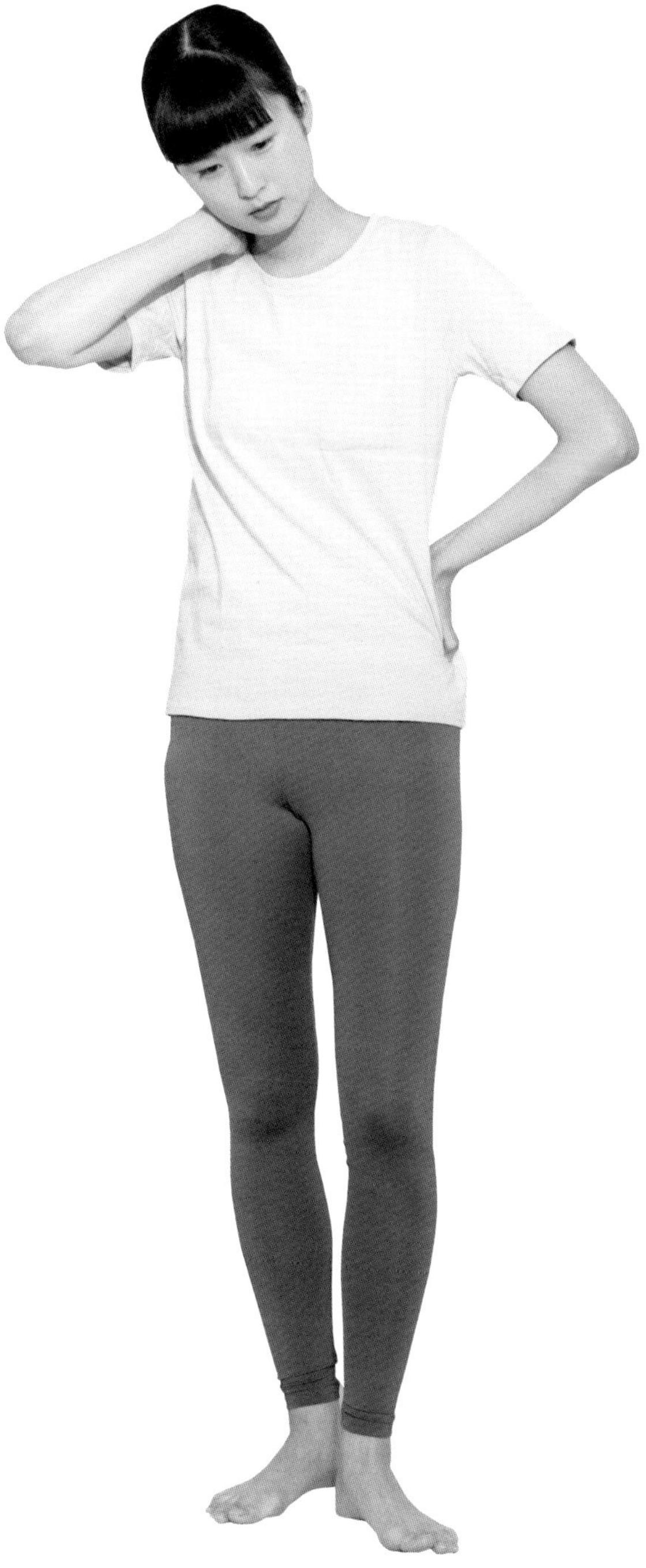

なぜ、「若さ」に効く？
「慢性的な頭痛」もさよなら！

突然、ズキッとくる頭痛に悩まされる人がたくさんいます。何も手がつかないくらい痛く、慢性的になっていませんか？　その慢性的な頭痛の原因には、首こりがあげられます。そして、それには、首の筋肉を圧迫するファシアが関係していました。

そもそも頭の重さは、成人では体重の約10％あります。体重が50kgなら、約5kgもあるのです。そんな重い頭を支えている首の筋肉には、想像以上に負担がかかっています。肩や首がこると、それにつながる後頭部の筋肉が引っ張られ、神経を刺激して頭痛が生じるというわけです。また、こりや痛みそのものが自律神経を乱れさせ、脳が痛みを感じやすくなります。たとえ少しの痛みだとしても、敏感に痛みを感じてしまうのです。

これらの痛みは、肩甲骨のファシアをストレッチしてゆるませることで解消されます。また、こりを感じる部位を押し流すマッサージによって局所的なファシアのむくみを取り除くことも効果的です。

胸鎖乳突筋

頭痛が起こるのは筋肉が関係していた。胸鎖《きょうさ》乳突筋《にゅうとつきん》が頭痛を引き起こすメカニズムを紹介

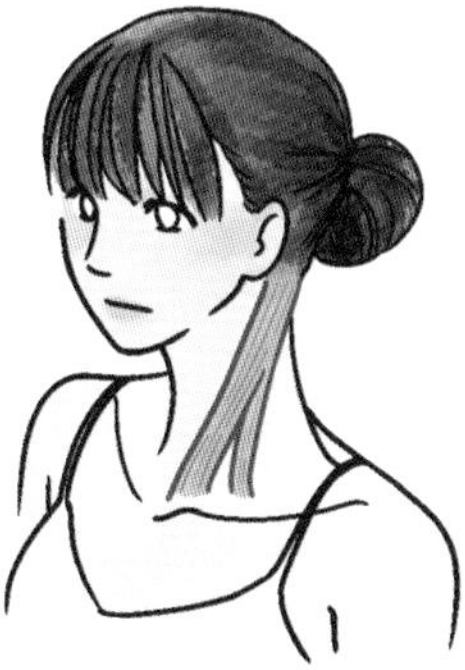

筋肉の部位によって、頭痛の起こる部位が変わる

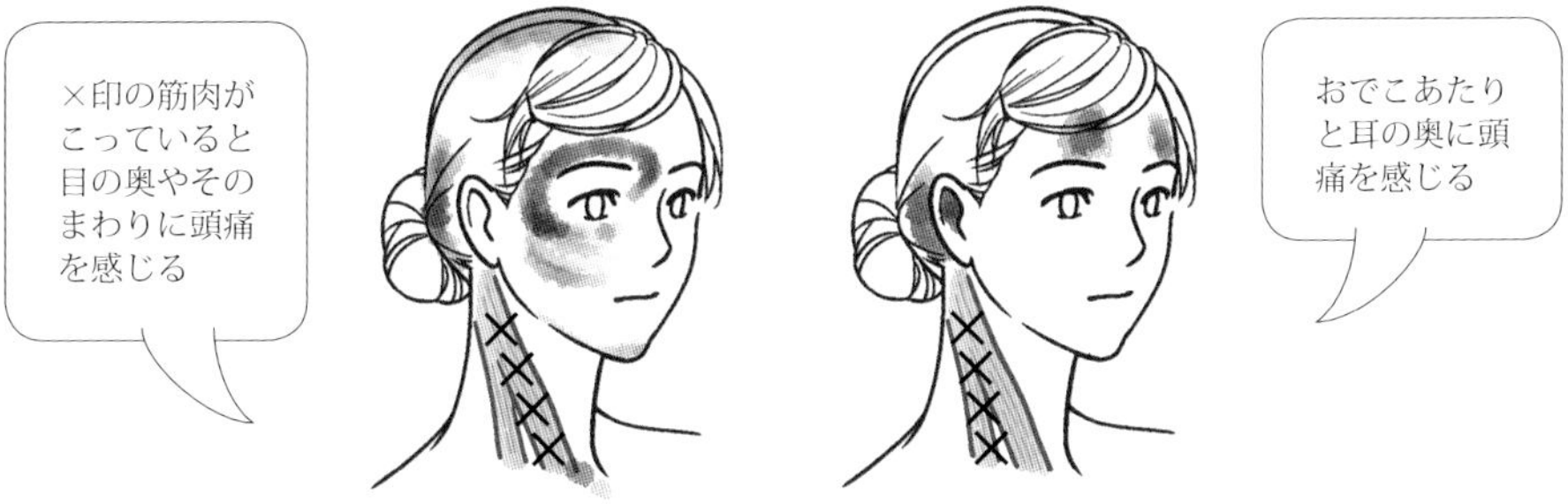
×印の筋肉がこっていると目の奥やそのまわりに頭痛を感じる
おでこあたりと耳の奥に頭痛を感じる

筋肉と神経の関係　～頭痛が起こるメカニズム～

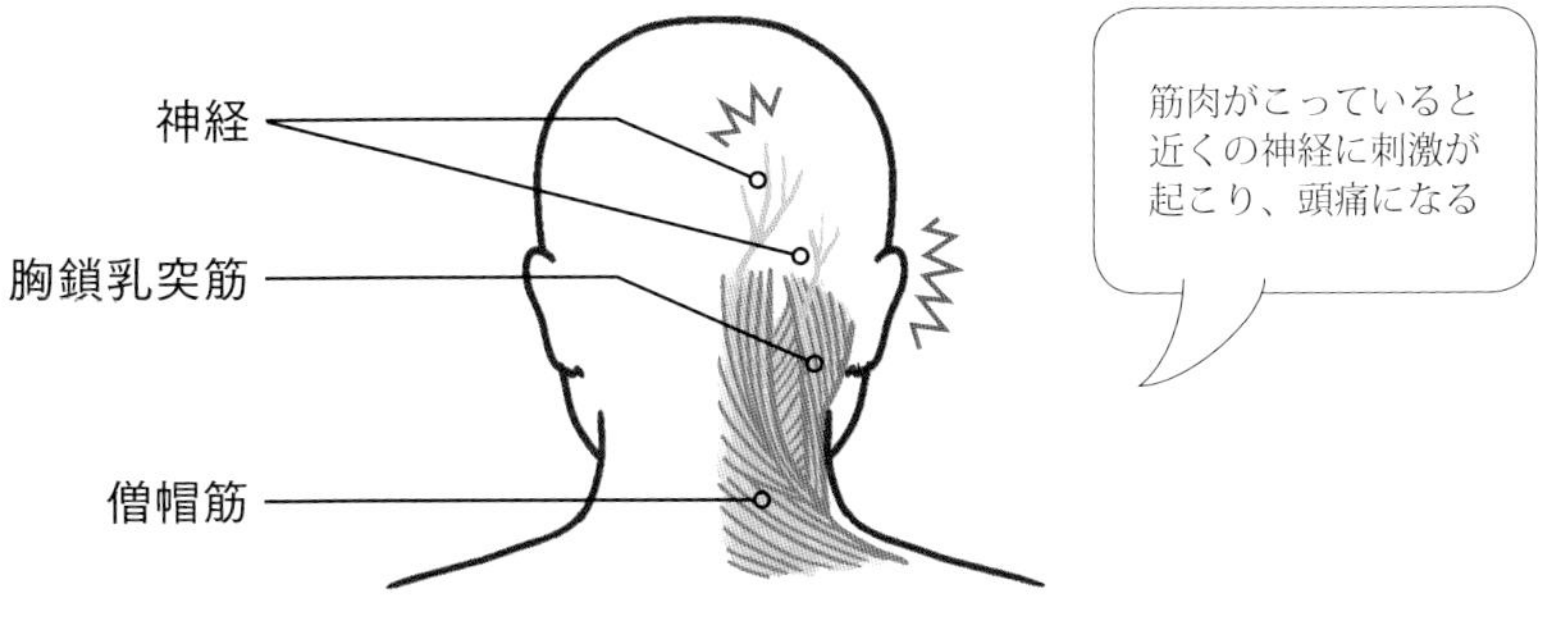
神経
胸鎖乳突筋
僧帽筋
筋肉がこっていると近くの神経に刺激が起こり、頭痛になる

なぜ、「若さ」に効く？
「がんばれない……」「つらい……」〝心の異変〟もほぐす

「がんばらなきゃいけないのにやる気が出ない」「急がないといけないのに集中力が保てない」「うつうつとすることが多い」

もしもこんなふうに感じているとしたら、それはあなたの気持ちの問題ではなく、自律神経のバランスの乱れのせいかもしれません。

自律神経が乱れると、頭痛、めまい、冷え性などの「なんとなく調子が悪い」を引き起こします。体の異変や集中力や判断力が鈍るだけでなく、うつ症状に至り、心の異変につながることもあります。

自律神経の乱れとファシアは関係しています。ファシアが硬くなることで起こるこりや痛みによって、体はずっと緊張状態のままになってしまうのです。そのため、体はリラックスのスイッチがずっとオフのまま。慢性的な緊張状態になると心がすり減って、さまざまな心の異変につながって

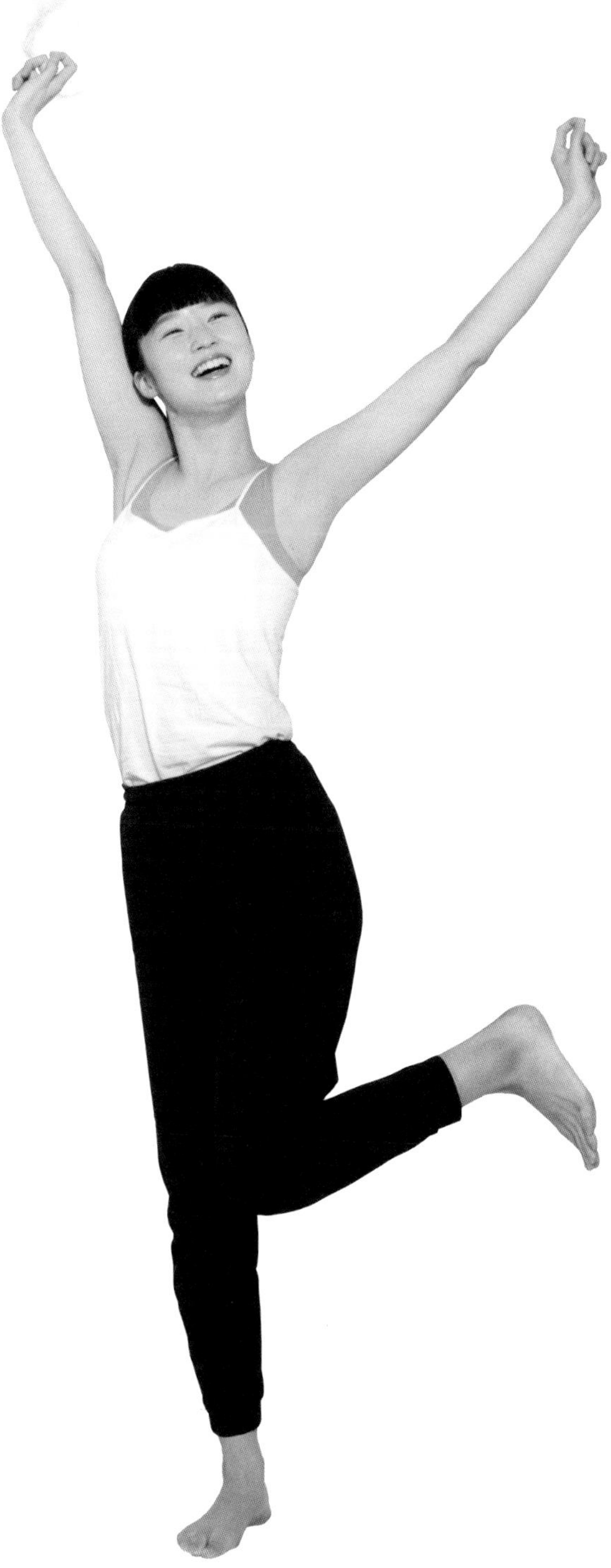

しまいます。
体の問題のうちに対策することが重要です。心の問題に及ぶとなかなか治りにくくなるためです。
ファシア・ストレッチで、心の不調も改善しましょう。

ファシアを改善できるのは〝自分だけ〟

「ファシアをほぐせばいいのなら、マッサージをしてもらえばいいのでは？」「体のこりを感じたら、マッサージに行くから私は大丈夫」こんなふうに思うかもしれません。

マッサージは、どうしても表面のアプローチになりがち。確かにプロのマッサージはリラックス効果もありますし、ファシアに効く部位もありますが、**体の深い部位は自分でほぐさないと根本的な解決になりません。**

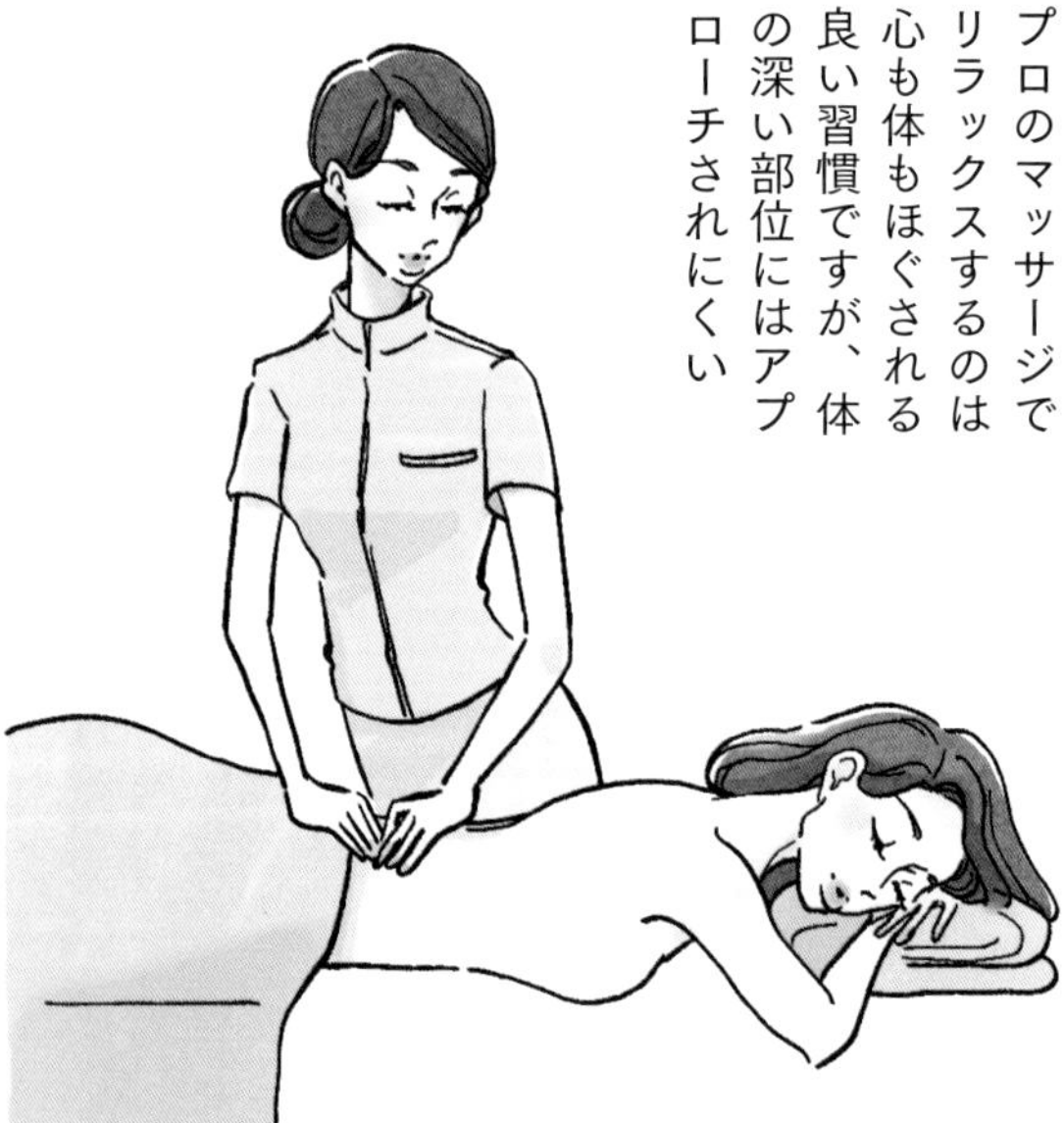

プロのマッサージでリラックスするのは心も体もほぐされる良い習慣ですが、体の深い部位にはアプローチされにくい

特に、肩甲骨と骨盤は表面からアプローチしにくい部位がたくさんあります。だからこそ、自分でストレッチをすることでより良く改善されるのです。

そのとき〝この部位をほぐそう〟と意識して深い部分にアプローチするとより効果的です。ストレッチをしながら、自分の内部のどこのファシアがほぐれていくか、イメージしながら行いましょう。

体はどこか悪くなると、スタイルの変化や痛みで信号を送っています。それを見過ごすことなく、自分の体を労わってあげてください。内側から根本的に改善できるのは〝自分だけ〟と思って、ファシア・ストレッチに励んでくださいね。

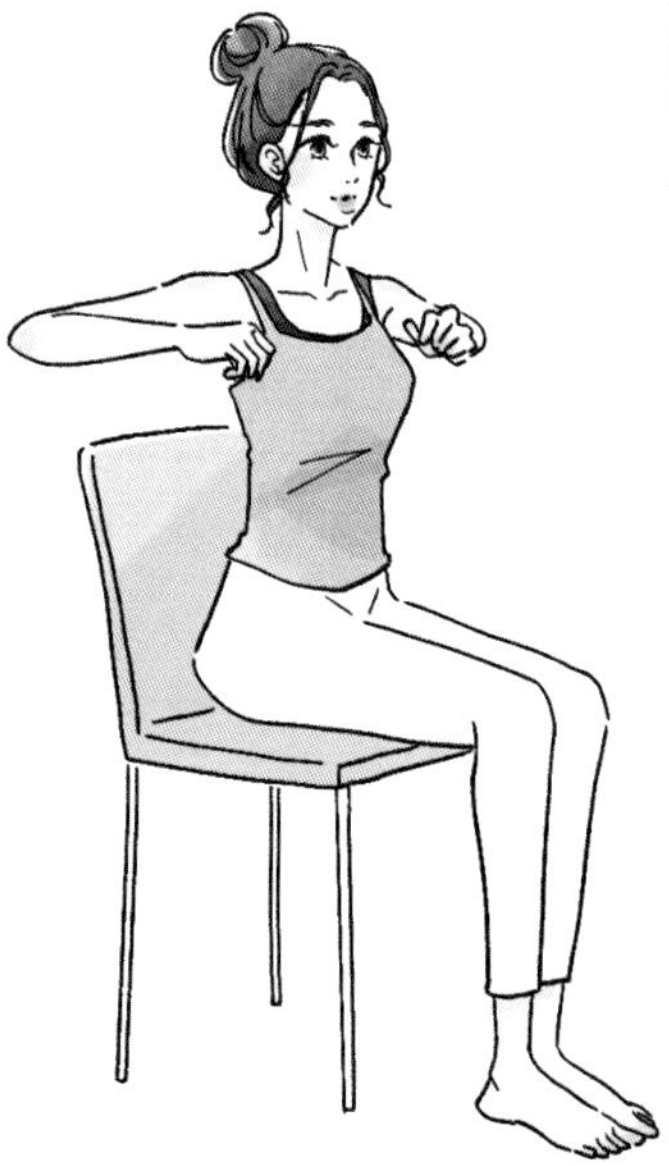
体の奥深くは自分で
ストレッチしてほぐ
しましょう

「肩甲骨」と「骨盤」たった2か所をほぐすだけでいい！

「ファシアが注目の組織で、いろんなことに効くこともわかった。でも、全身のファシアをほぐすのって大変じゃないの？」

——実は、ファシア・ストレッチでほぐすのはたったの2か所。それが体の重要な部位「肩甲骨」と「骨盤」です。

さらにボディスーツのようなファシアは全身でつながっているため、この2か所をほぐすと全身も自然とほぐれていくのです。

体の部位の中でも特に肩甲骨と骨盤は重要です。肩甲骨まわりは、頭を支え、立体

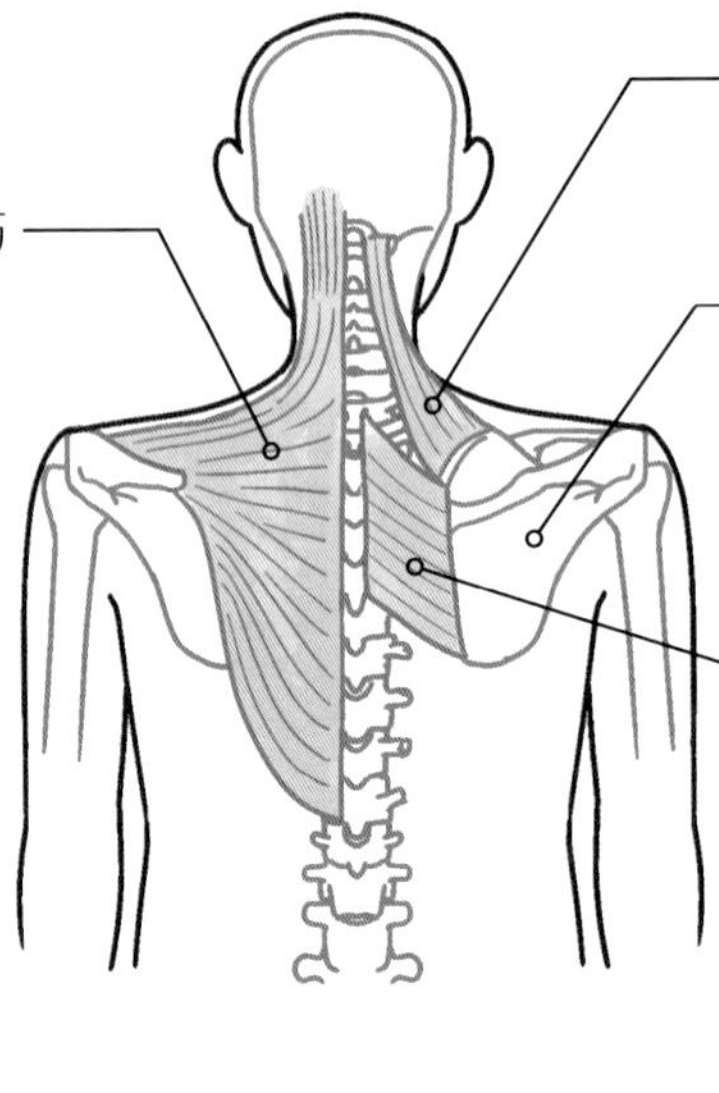

的に動く腕の根元にあり、下半身にも関連している、まさに〝体の立体交差点〟のようなところ。骨盤は、全体重の6割（7割とも）ある上半身を支えながら、立体的に動く足の根元にある、こちらも立体交差点といえます。

体のおおもとであるこの2か所が硬くなってしまったら、姿勢がゆがんでしまうのも想像できるのではないでしょうか。たとえばボディスーツの背中だけ弾力性に欠けていたら、そこに引っ張られて体を伸び伸び動かすことができないのと同じです。

だからこそ、この2か所をほぐすだけで、効率よく美姿勢と若々しさが手に入るのです。

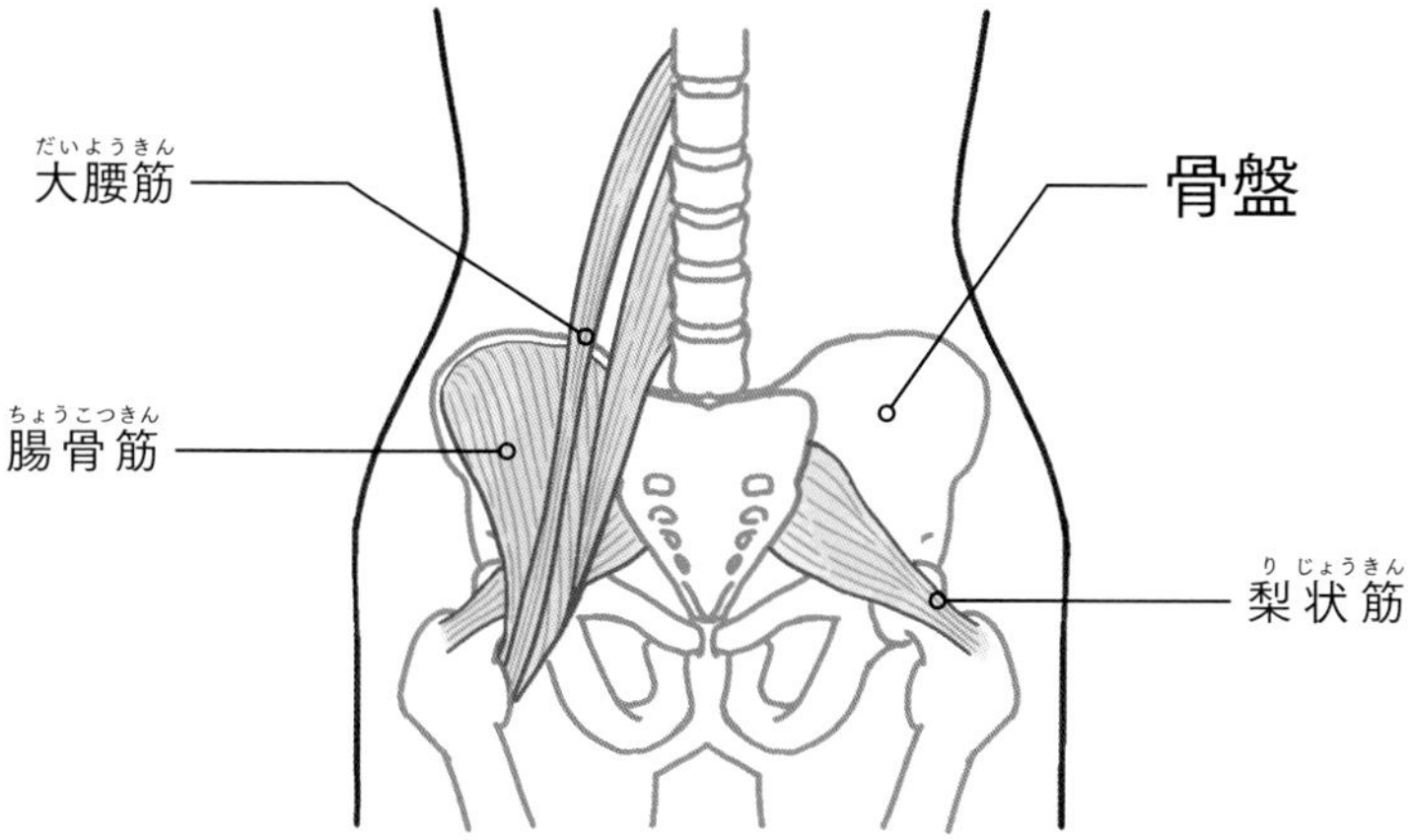

Column

骨を包むファシアが硬くなるとどうなる？

ファシアのゆるさが奪われて硬くなると、筋肉はこりが出て痛みとなって表れます。では、骨のまわりではどのような症状が出るのでしょうか？

わかりやすく表れるのが骨のまわりにある神経です。神経の動きが悪くなることで、しびれが出やすくなります。神経は人間にとって重要なものなので、脂肪に包まれて大切に守られています。だからそう簡単には硬くならず、通常は筋肉から先に症状が出るのです。それでもしびれなどの症状として表れてくるのは、かなりファシアが悪化していて硬くなっている証拠。

また、筋肉と骨をつなぐ腱《けん》の部分が硬くなると、体の動きが悪くなり、ひざの曲げ伸ばしができなくなったり、腱鞘炎《けんしょうえん》になったりします。姿勢も同じで、子どもの頃から姿勢が悪いと、大人になっても悪いままであることが多いのです。

骨が硬くなってしまうと、治る見込みが低くなるのですが、ファシアをほぐすことで少しずつ解消していくでしょう。

2章

ステップ1・2・3！ファシア・ストレッチ

ファシア・ストレッチの3ステップとは？

ファシア・ストレッチは、3ステップで美姿勢を目指します。

ステップ① ファシア・ほぐし

いつでも、どこでもできます。「筋肉が張っているな」「疲れているな」と感じたらやりましょう。

ステップ② ファシア・ストレッチ

朝と夜の2回に限ってやってください。やりすぎは禁物です。また、筋肉が硬くなっているときにいきなりストレッチをすると、筋肉を傷めてしまったり、ケ

ステップ1 ファシア・ほぐし

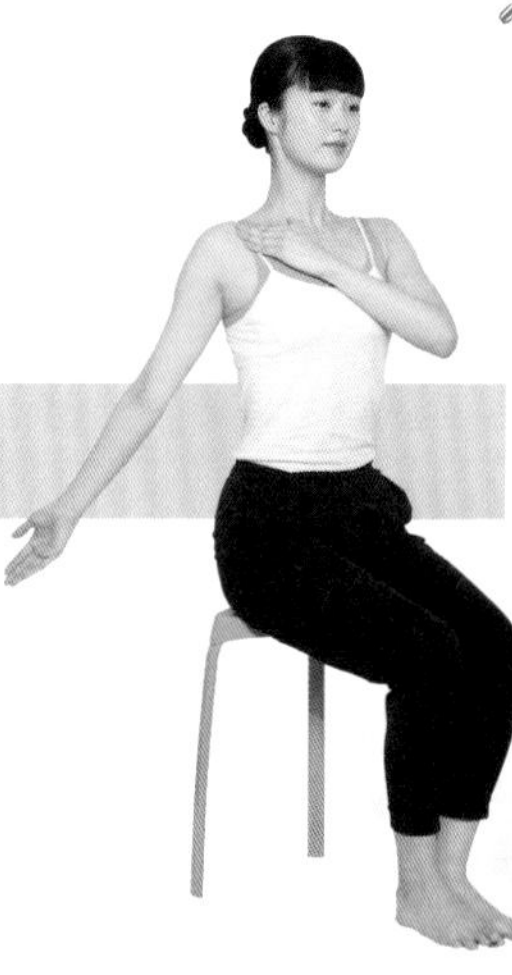

ステップ2 ファシア・ストレッチ

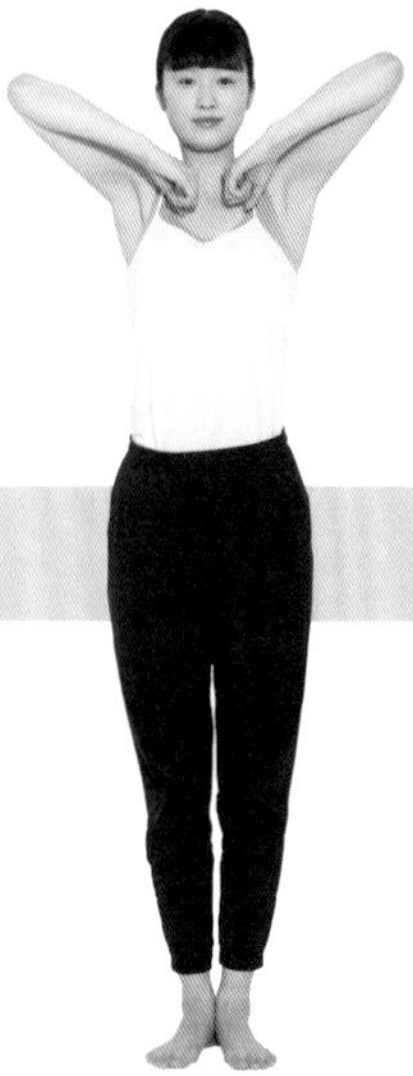

ガをしたりすることがあります。まずは準備体操して、可動域を広げつつ体を温めます。これでスーレッチの効果が出やすくなります。

ステップ③　ファシア健康習慣

ファシアがほぐれても、体に負担がかかる姿勢や生活習慣を続けていると、ファシアがまた硬くなってしまいます。良い状態を維持するように習慣を見直しましょう。

ファシア・ストレッチは、1回で効果を実感できます。ストレッチ後に8～13ページのチェックをやって効果を確認してみてください。毎日、繰り返すことで美姿勢になっていきます。また、習慣を見直すことでファシアは良い状態を保てるのです。

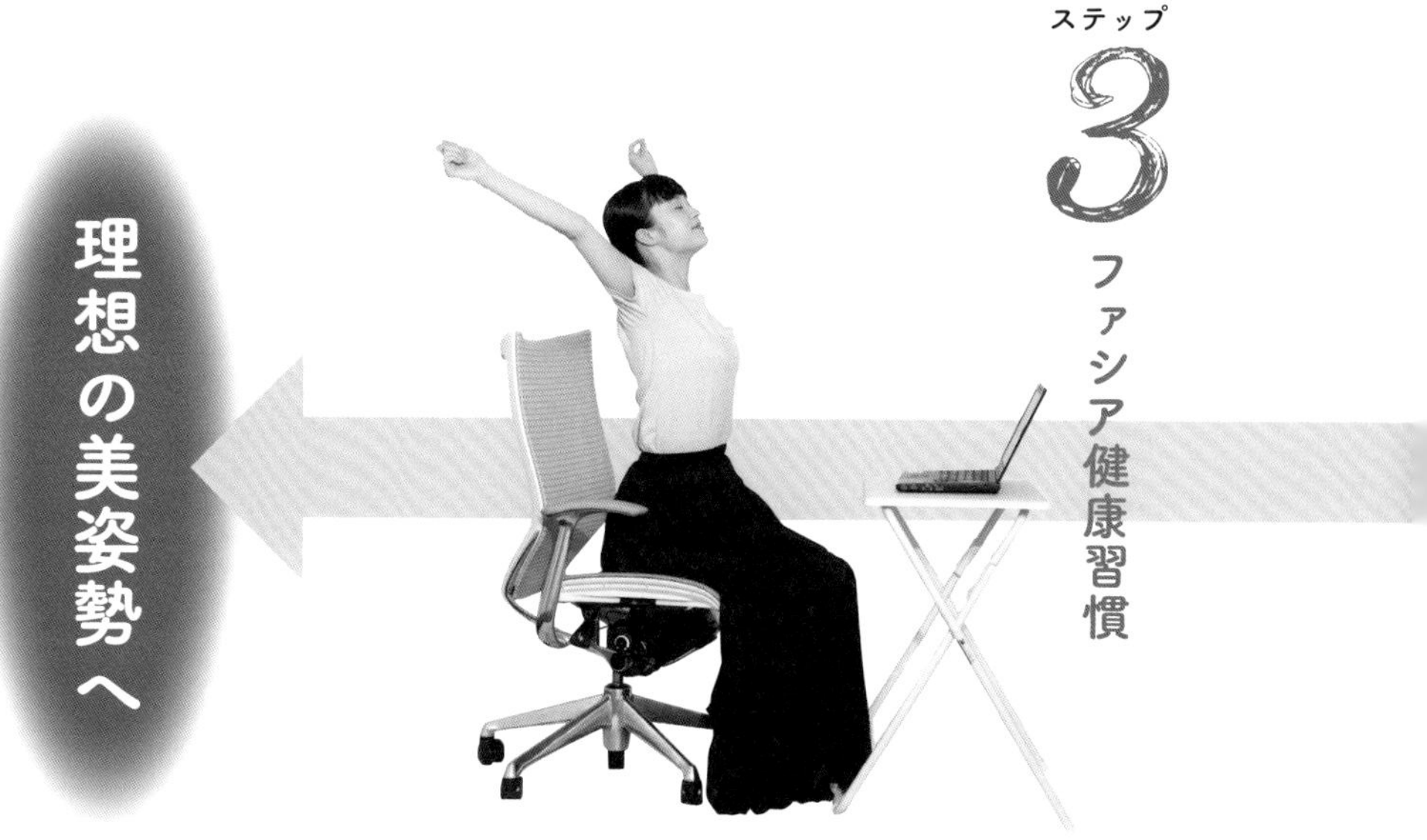

ファシア・ストレッチ　5つのルール

では、「ファシア・ストレッチ」をやっていきましょう。その前にストレッチには5つのルールがあることを知っておいてください。

(1) ストレッチは、「朝」と「晩」の2回

朝起きて体のむくみを取り、夜は寝る前にその日のむくみを取って寝るとスッキリします。

(2) 毎日行うのがベスト

ストレッチは特別な道具もいらず、手軽にできます。毎日続けて習慣化することが大切です。

(3) イタ気持ちいいくらいでちょうどいい（汗ばむくらい）

ストレッチは汗ばむ程度でイタ気持ちいいくらいの強さで行うこと。汗が出るのは、筋肉の温度が上がり、血流が良くなっている証拠です。

④ どの筋肉をストレッチするかを意識する

ターゲットとなる筋肉を意識してストレッチすることで、より効果がアップします。

⑤ 効果はジワジワ効いてくる

1日1分程度でできる簡単なストレッチですが、効果は絶大。まずは2週間続けてみましょう。

ファシア・ストレッチ 5つのルール

①「朝」と「晩」の2回

② 毎日やろう

③ イタ気持ちいいくらい

④ ほぐす筋肉を意識

⑤ 効果はジワジワ効いてくる

ステップ①

「押し流し」でむくみよさらば！

体の表面部分は、押し流しがファシアのむくみに効きます。「手軽に」「気になったときに」「どこでも」できるのが押し流しのいいところ。下のポイントをおさえれば、その他の部位も自分でできるようになります。まずは、3か所の押し流し法を紹介します。次は自分が気になる部位に試してみてください。

押し流しのポイント

①押し流して効くのは、「痛い」「張っている」ところ

②手でグッと優しく押して、上から下（体の先）に流す

③筋肉を伸ばし、筋にそって押し流す

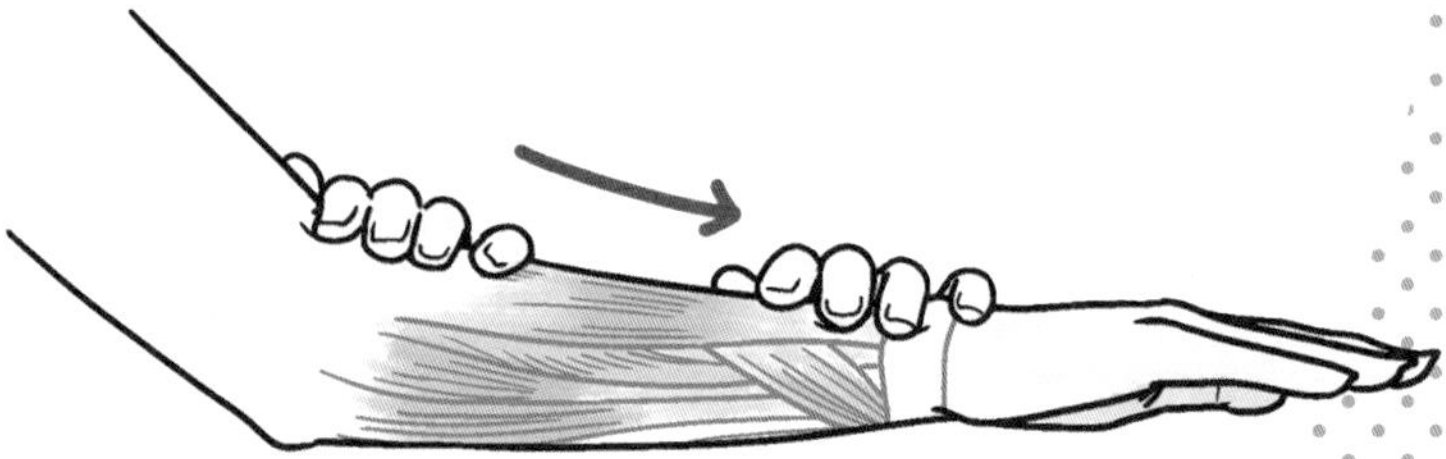

「首筋」が張っているとき

首筋が張っていたり、違和感がある、動かすとピキッと痛みがあるとき、肩甲挙筋、三角筋のファシアがむくんでいるかもしれません。筋肉を意識して押し流しをしましょう。

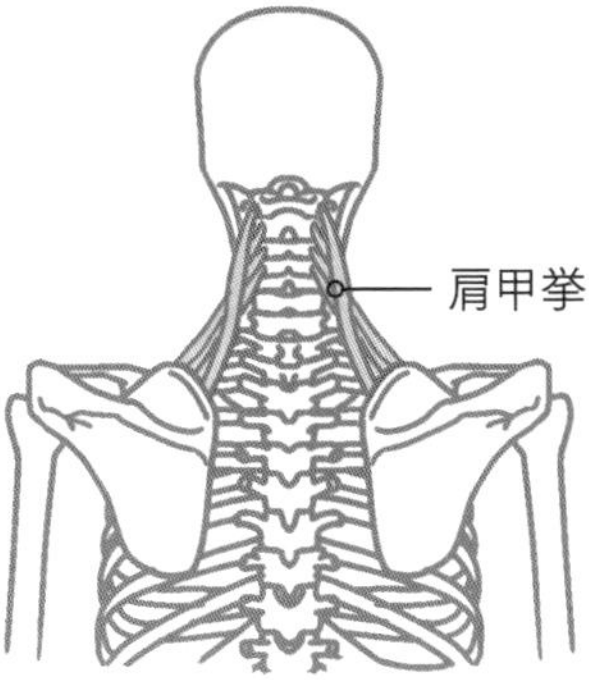
肩甲挙筋

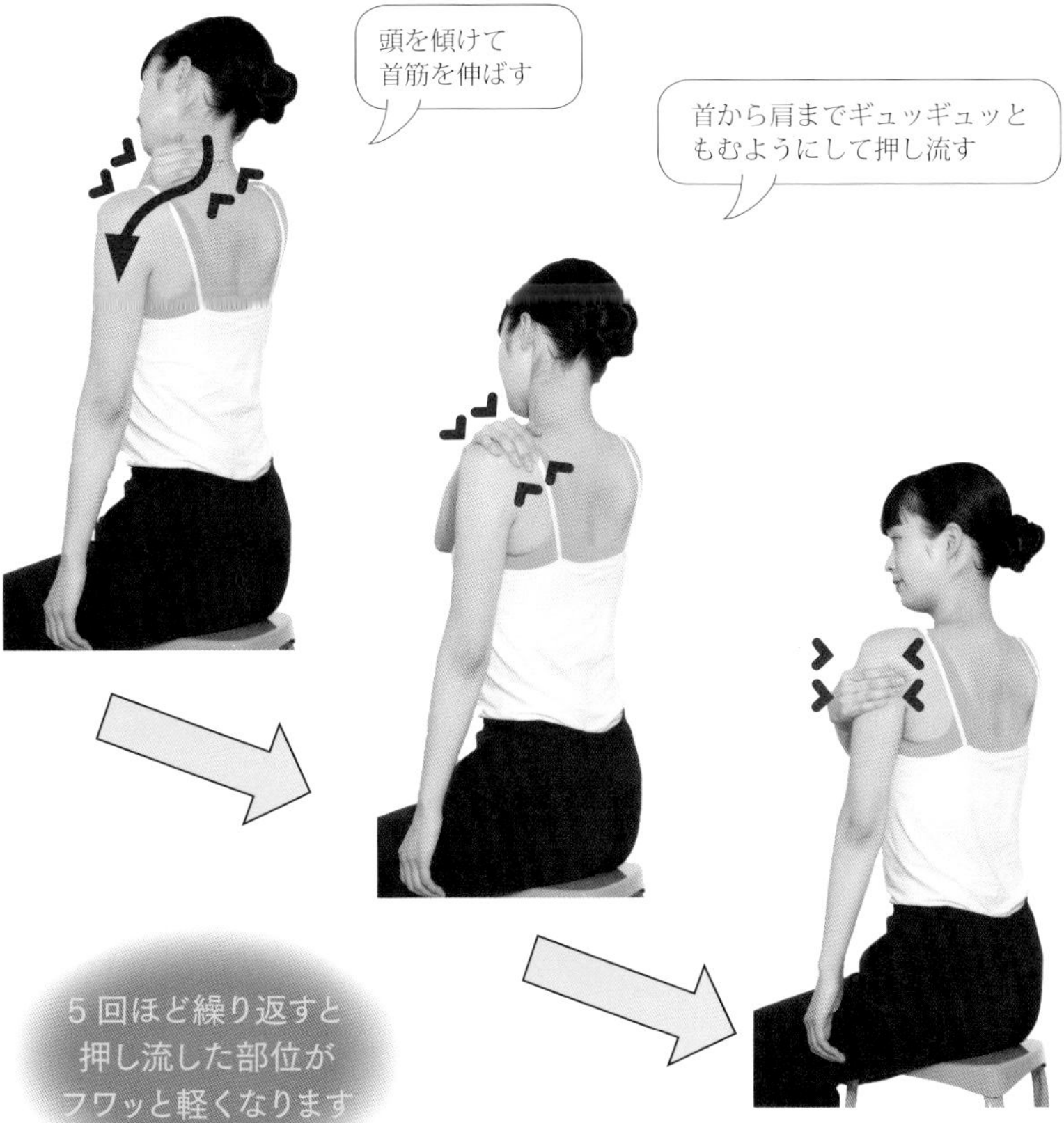
頭を傾けて
首筋を伸ばす
首から肩までギュッギュッと
もむようにして押し流す

5回ほど繰り返すと
押し流した部位が
フワッと軽くなります

「腕の付け根」が張っているとき

肩甲骨の前側と腕にかけての肩甲下筋《けんこうかきん》の押し流しです。腕を回して違和感があるときに有効です。

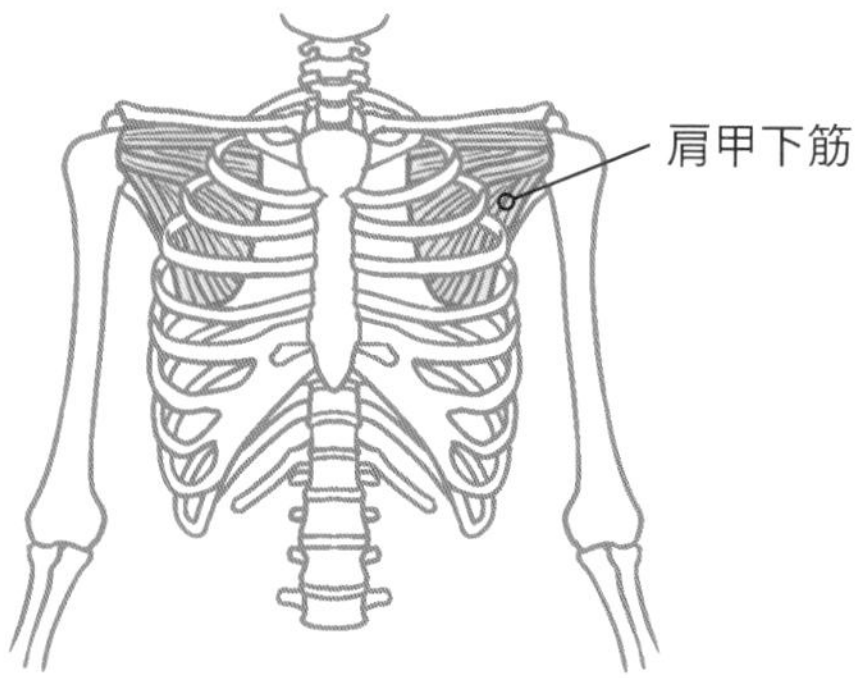
肩甲下筋

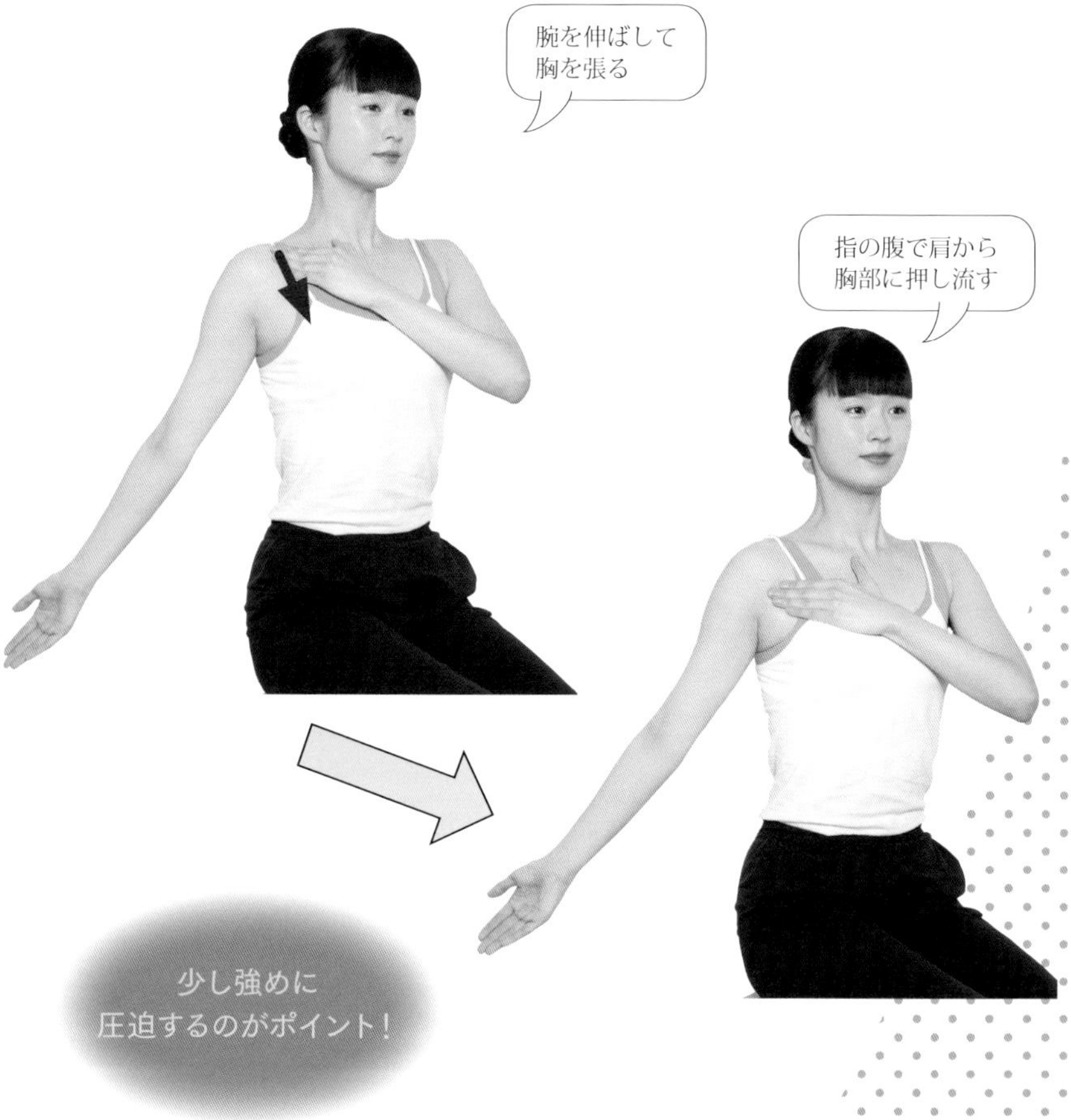
腕を伸ばして
胸を張る
指の腹で肩から
胸部に押し流す

少し強めに
圧迫するのがポイント！

「背中」が張っているとき

脊《せき》柱《ちゅう》起《き》立《りつ》筋《きん》は、体を曲げたり、伸ばしたりなど、背骨を支える筋肉です。この押し流しは慣れるまで少し難しいかもしれませんが、この部位は特に美姿勢に重要な筋肉です。

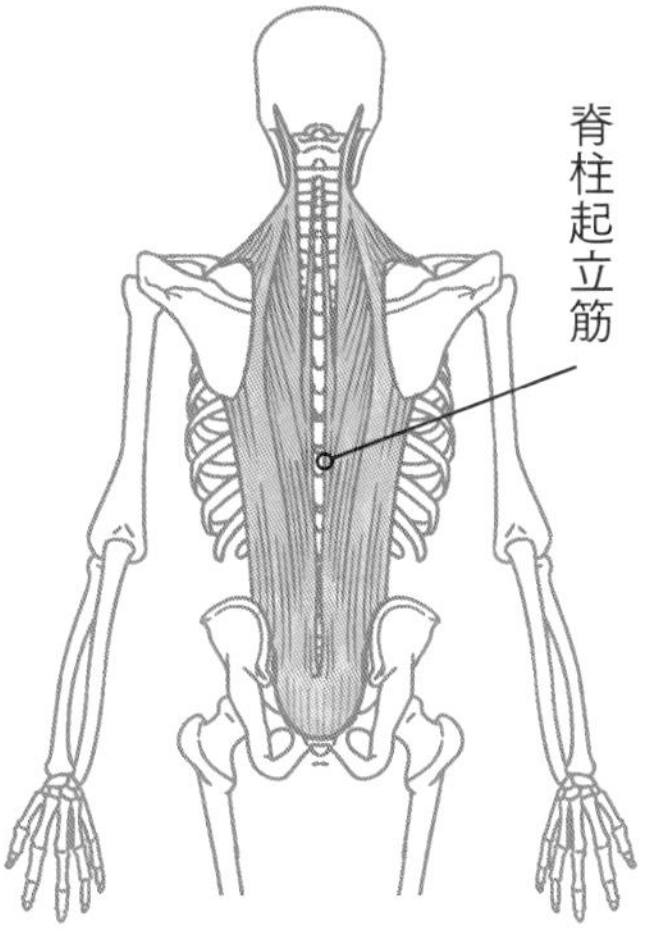

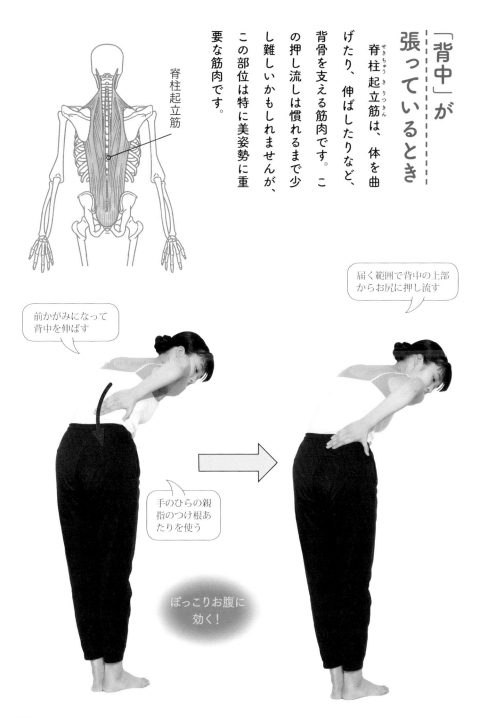

脊柱起立筋

前かがみになって
背中を伸ばす
手のひらの親
指のつけ根あ
たりを使う
届く範囲で背中の上部
からお尻に押し流す
ぽっこりお腹に
効く！

ステップ①

「あご引き体操」で姿勢リセット

パソコンやスマホを使っていると、あごを突き出して、体を丸めた姿勢になりがち。その悪姿勢は骨盤は後ろに傾き、ねこ背やストレートネックの原因に。そこで、姿勢をいっきに美姿勢にする「姿勢リセット」と、オフィスでもできる「骨盤まわりのファシア・ほぐし」を紹介。骨盤は正しい位置に戻り、骨盤まわりのファシアがほぐれていきます。キャスター付きのイスやバランスボールでできます。

やりがちな悪姿勢

姿勢リセット！

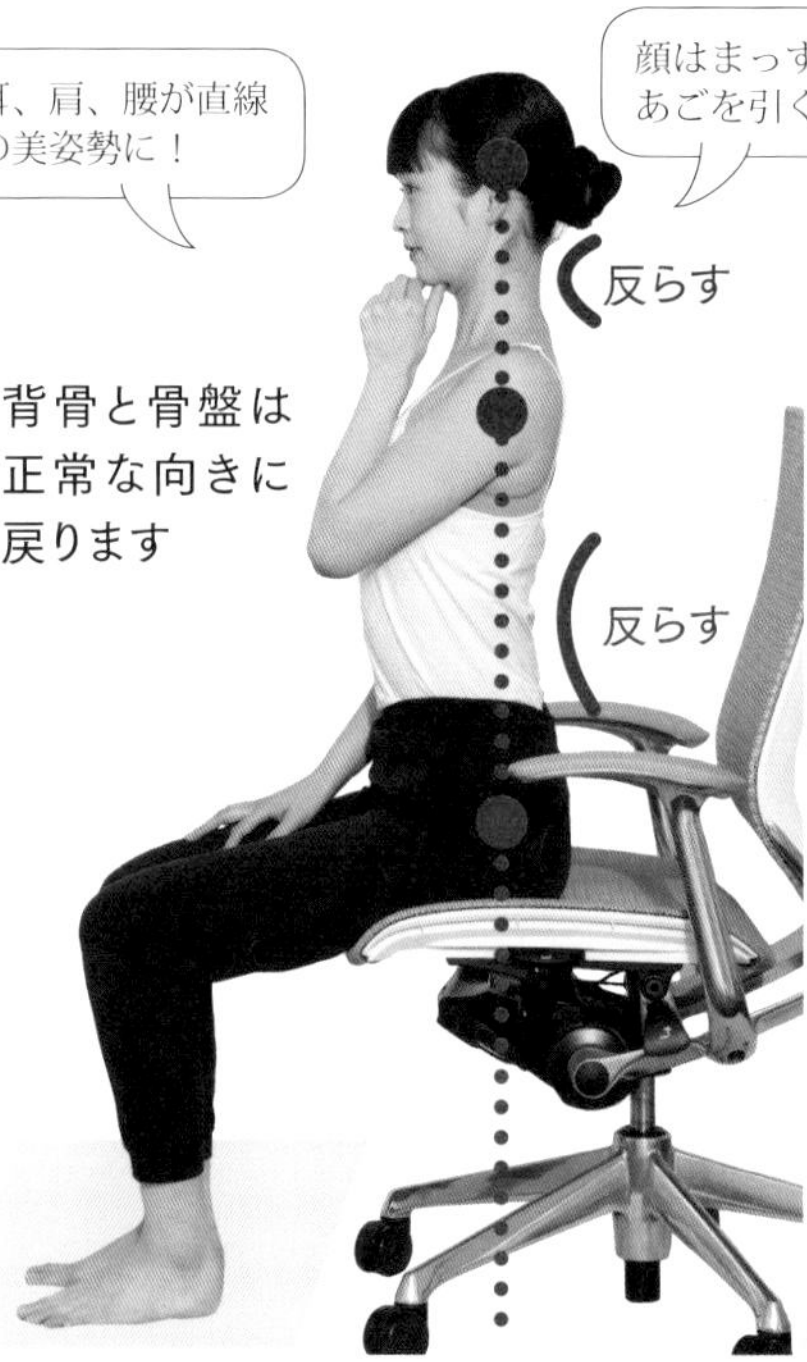

顔はまっすぐ前を向いて
あごを引くだけ
耳、肩、腰が直線
の美姿勢に！
反らす
反らす
背骨と骨盤は
正常な向きに
戻ります

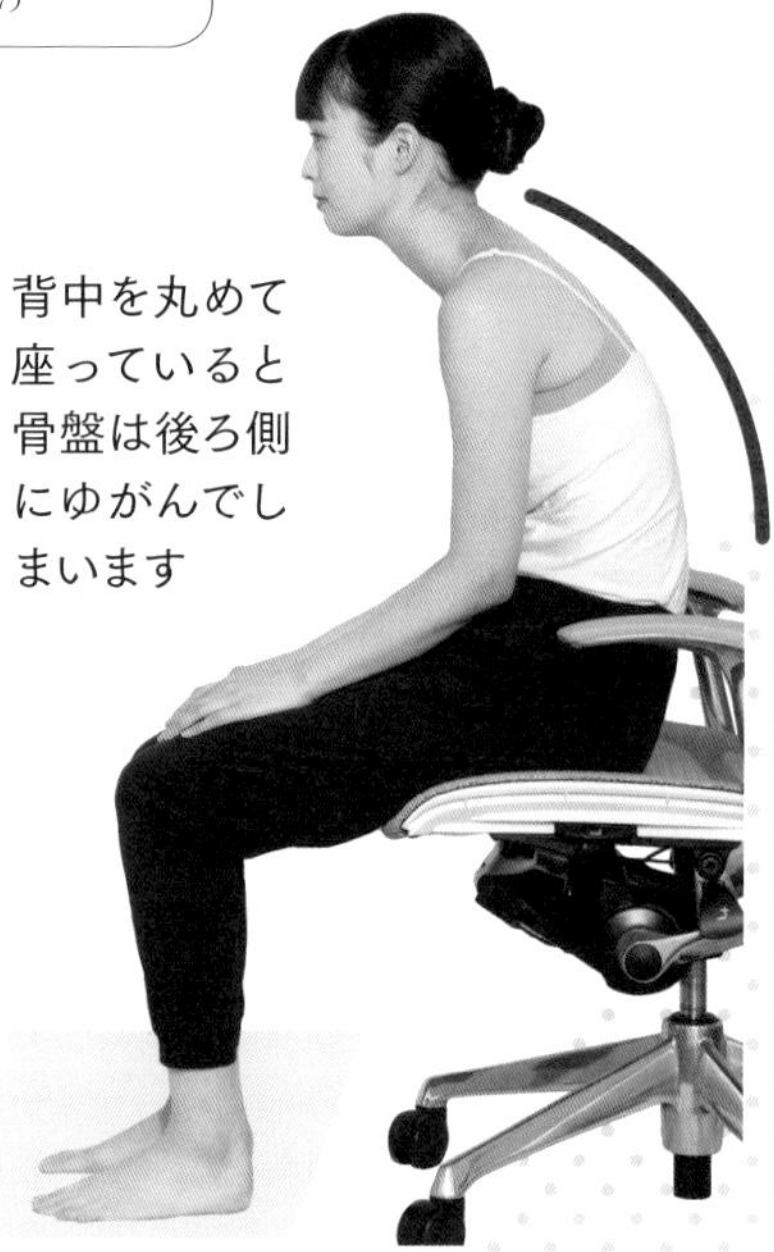

背中を丸めて
座っていると
骨盤は後ろ側
にゆがんでし
まいます

骨盤まわりのファシア・リセット

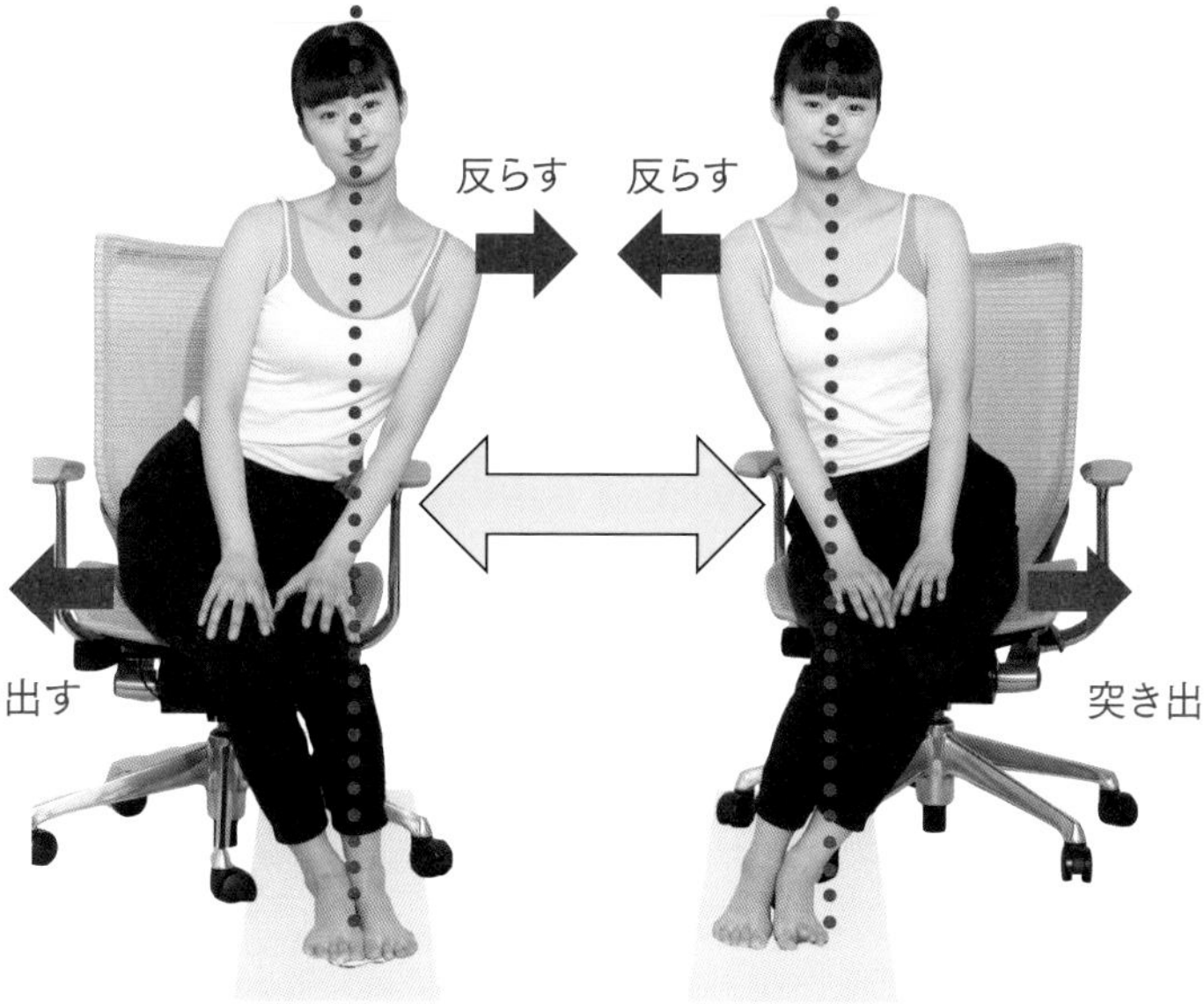

頭と肩の位置は動かさないようにして、できるだけ左にグ〜ッと腰を突き出してイスを動かしましょう。次は右に。５往復が目安です

上半身を動かないようにして腰でイスを動かすだけで骨盤のファシアはほぐれています！

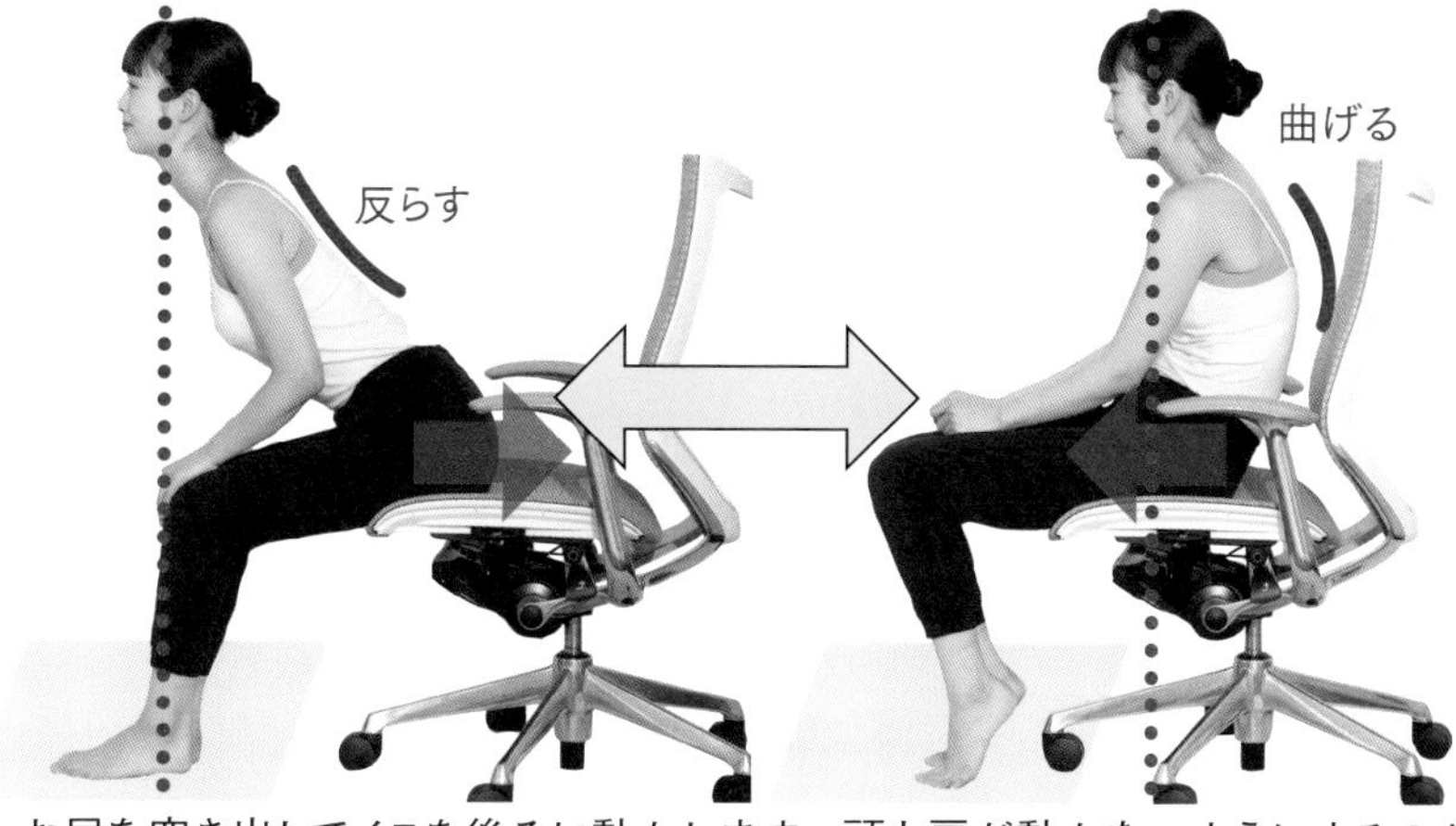

お尻を突き出してイスを後ろに動かします。頭と肩が動かないようにするのがポイントです。背を丸めながら、イスを前に動かします。５往復ほど行いましょう

ステップ①

「ブルブルかかと落とし」で全身リセット

壁を使って全身を伸ばすストレッチです。肩甲骨や骨盤だけでなく、全身のファシアに効きます。やってみると、ふつうに手を伸ばして体を伸ばすより、はるかに気持ちいいことがわかります。

ポイントは、頭を支点に胸をどれだけ張れるか。そして、脱力したときに、かかとから体の芯が揺れるようにできるかどうかです。

①頭、背をつけて壁に寄りかかって立ちます

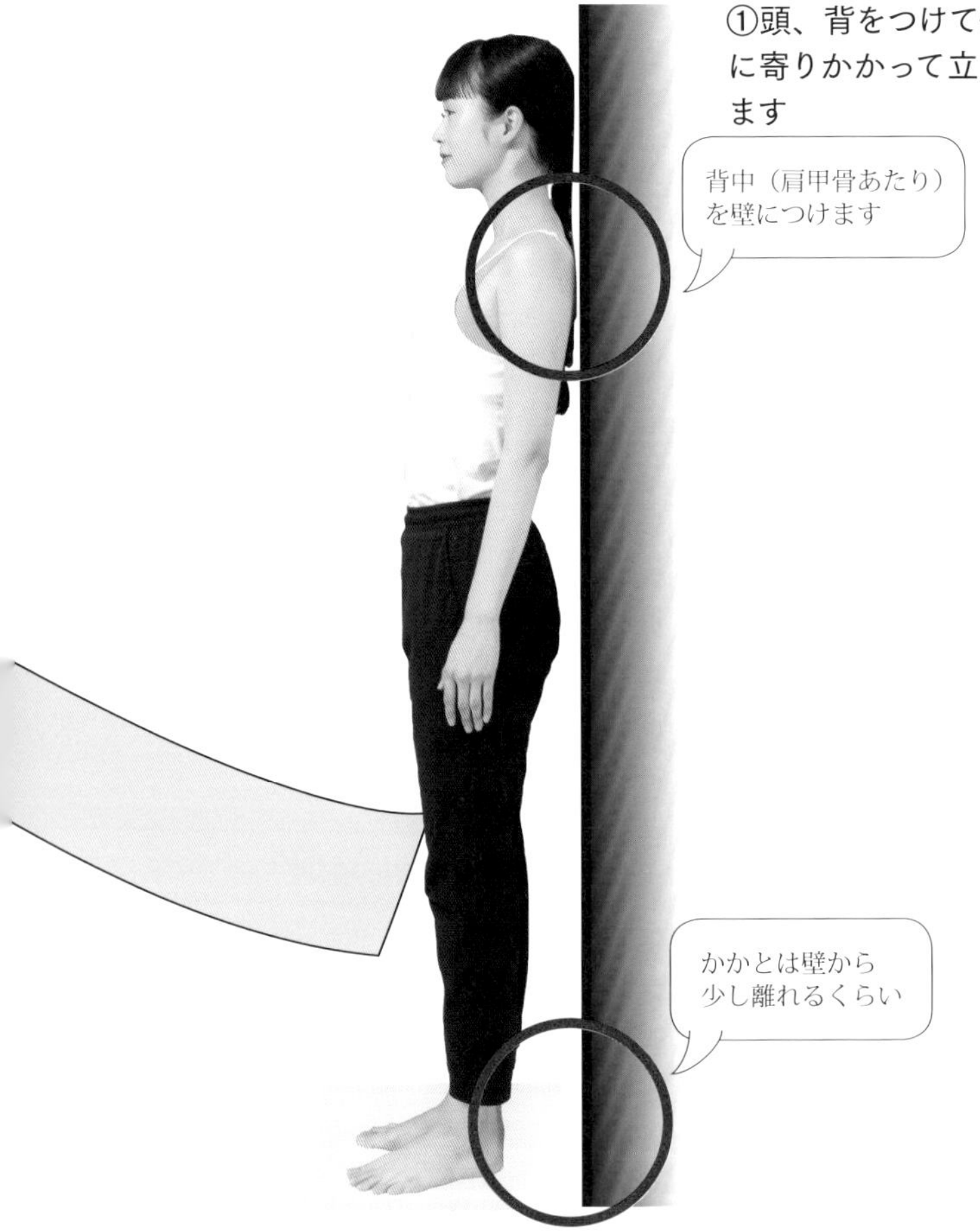
背中（肩甲骨あたり）を壁につけます
かかとは壁から少し離れるくらい

③全身をいっきに脱力！　ストンと
かかとを落として体全体を揺らします

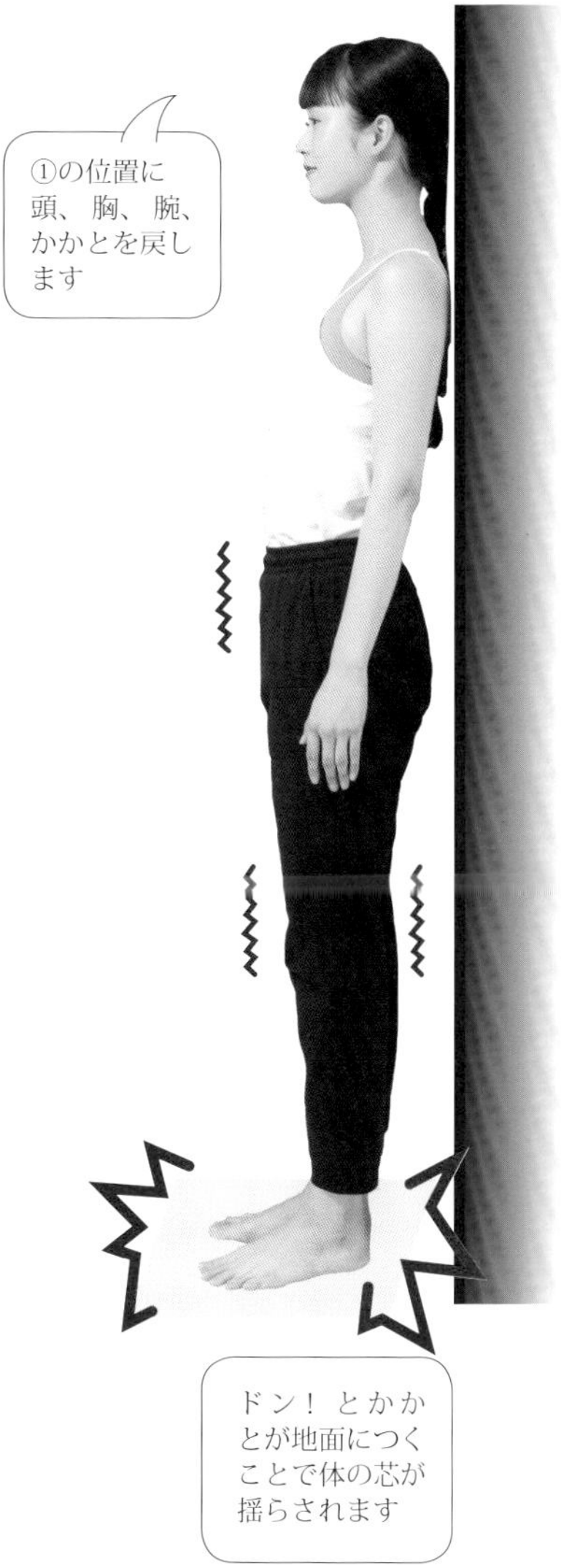
①の位置に
頭、胸、腕、
かかとを戻し
ます
ドン！とかか
とが地面につく
ことで体の芯が
揺らされます

②頭で壁にもたれながら
胸をググ〜ッと上に張ります

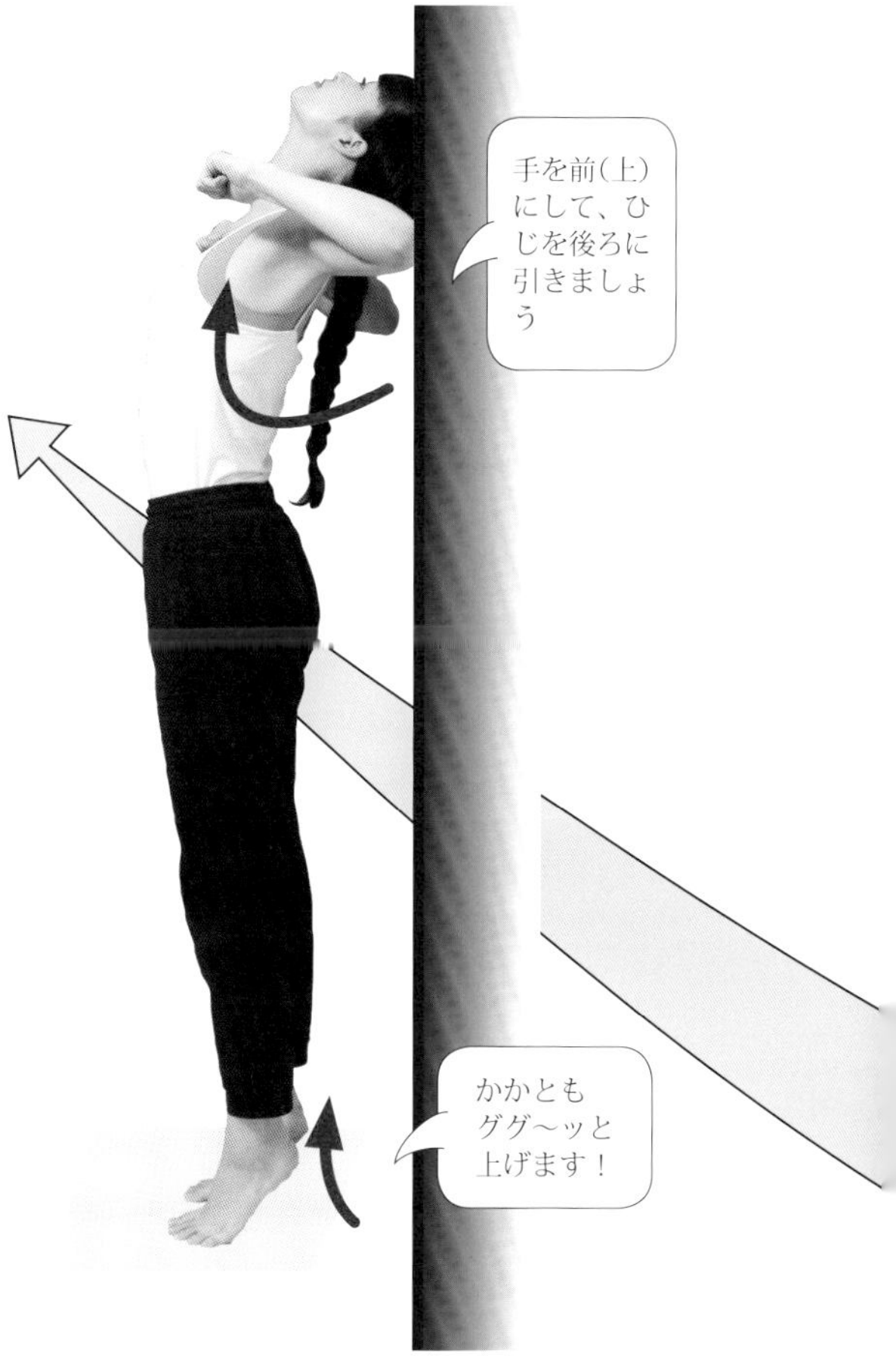
手を前(上)
にして、ひ
じを後ろに
引きましょ
う
かかとも
ググ〜ッと
上げます！

肩甲骨や骨盤まわりがほぐれます。
ドン！と着地することで、
全身のファシアもほぐれます

ステップ②

「肩甲骨はがし」ストレッチ

肩甲骨は、体の重要な部位でありながら、特にファシアが硬くなりがちです。ただ、やり方は簡単！　肩甲骨を意識して、イタ気持ちいいくらいに肩を回すだけ。まずは、準備運動をやって、可動域を広げましょう。そうすることで、よりストレッチの効果が出ます。

肩甲骨はがしは、まず、準備体操して可動域を広げます。次に、ストレッチしてしっかりほぐします

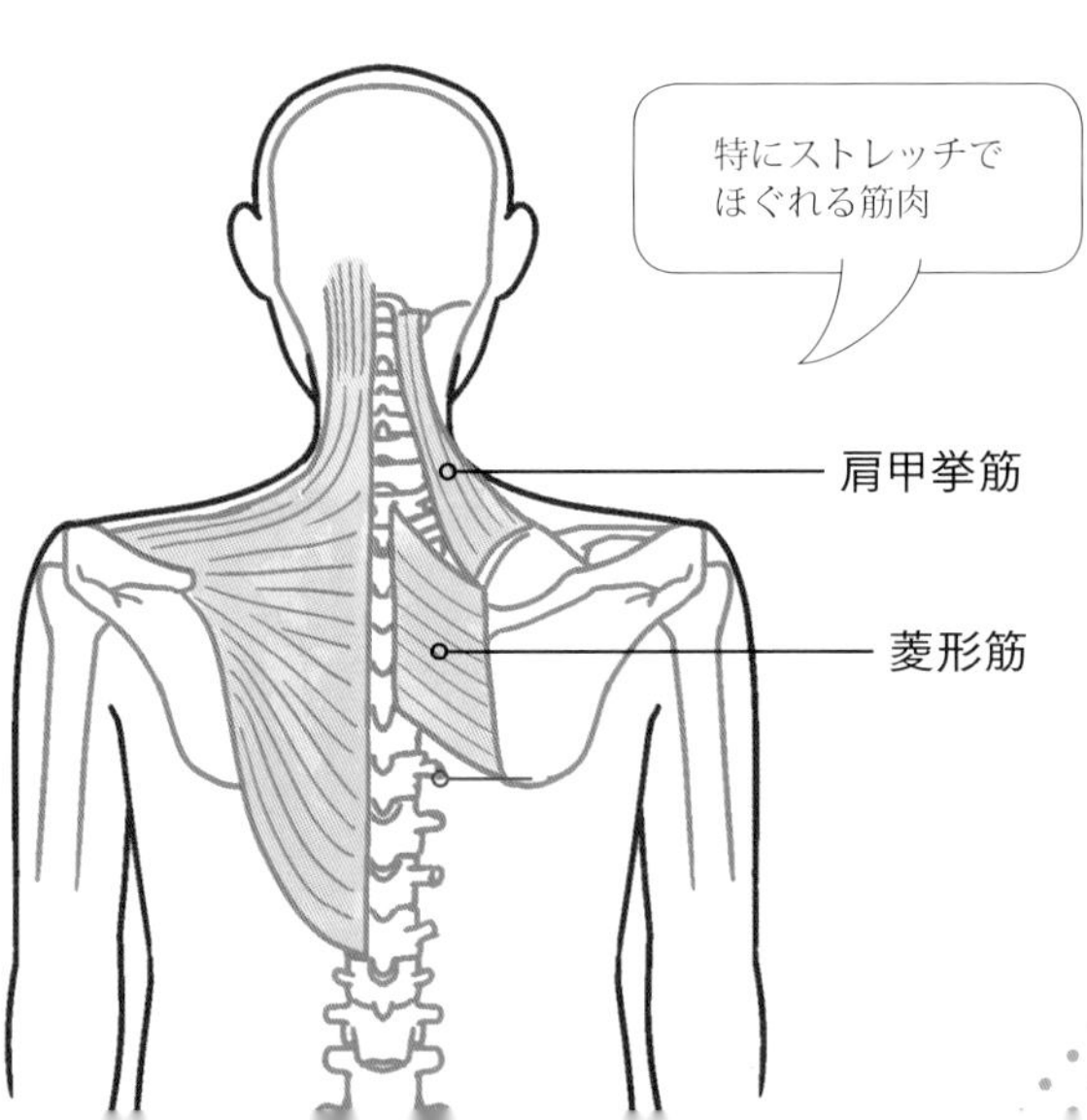

まずは、軽く準備体操

手のひらは
前をむく

①腕をグーッと
上に伸ばします

②5秒かけてゆっくり
大きな半円を描くよう
に腕を回します

深呼吸しながら
ゆっくり回します

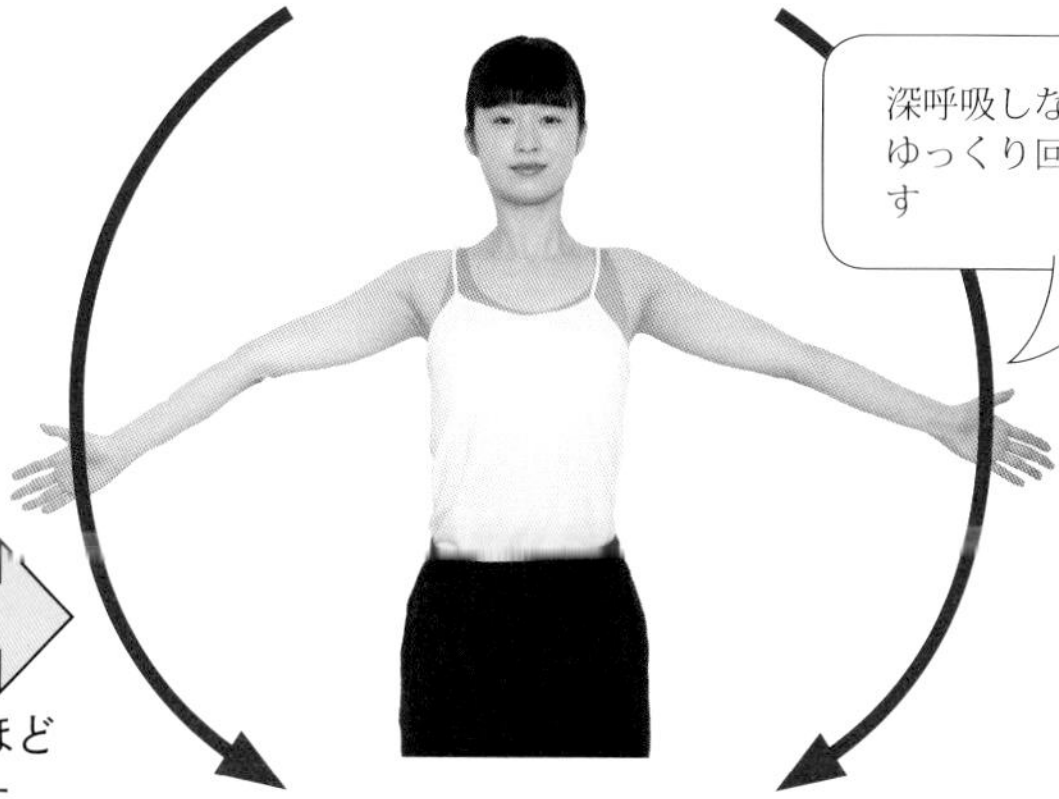

①と②を3回ほど
繰り返します

①手を内側に
ひじを前に
突き出します

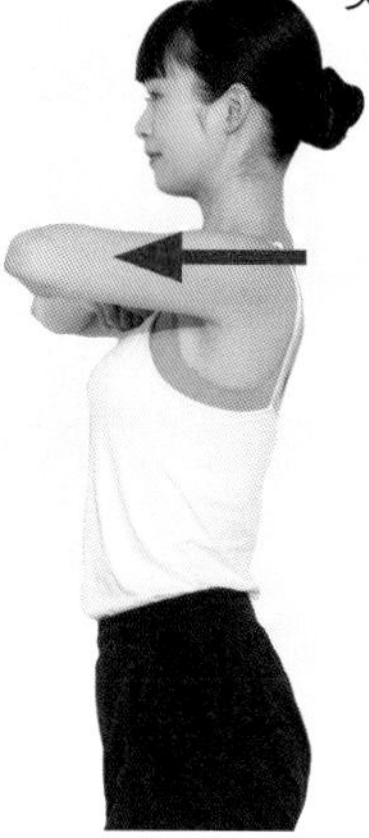

胸を張って
なるべくひじを
後ろに

②手の位置は
なるべくそのまま。
ひじを後ろに
引き込みます

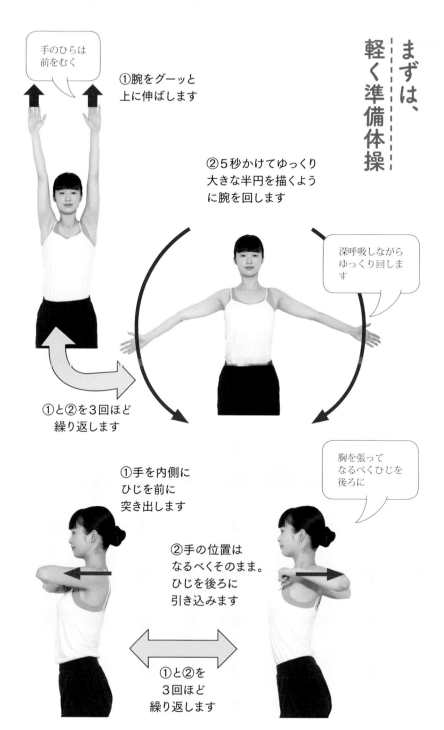

①と②を
3回ほど
繰り返します

肩甲骨はがしの手順

肩甲骨はがしは、大きく3行程です。一般的な体操でもする肩回しに似ていますが、しっかり、肩甲骨を意識するようにしましょう。ひじを大きく回して、イタ気持ちいい、グリッと音がする、体がポカポカするくらいになれば効果が出ている証拠です。

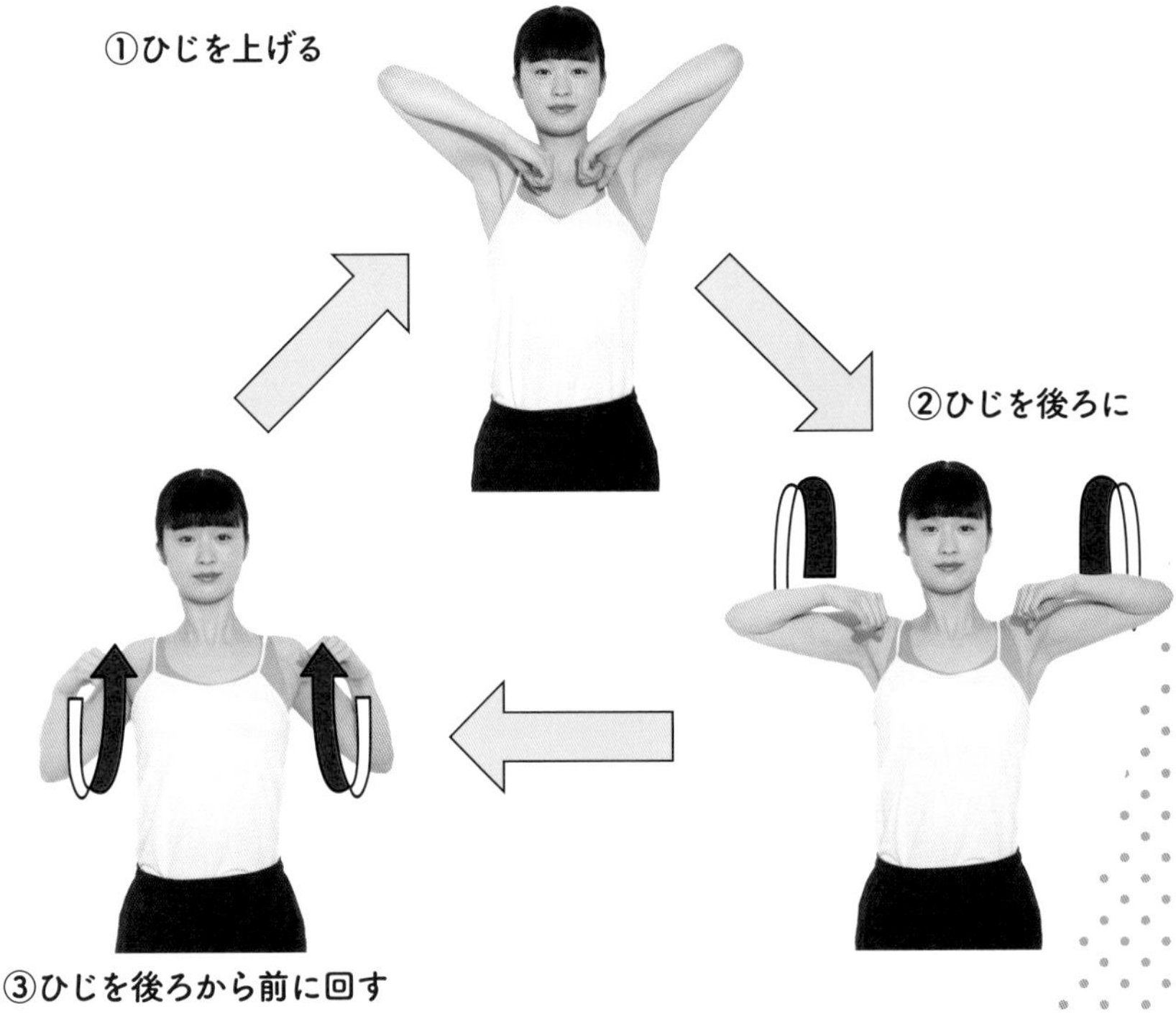
①ひじを上げる
②ひじを後ろに
③ひじを後ろから前に回す

ポイント！

肩甲骨を体からはがす
イメージでひじを回す

①ひじを上げる

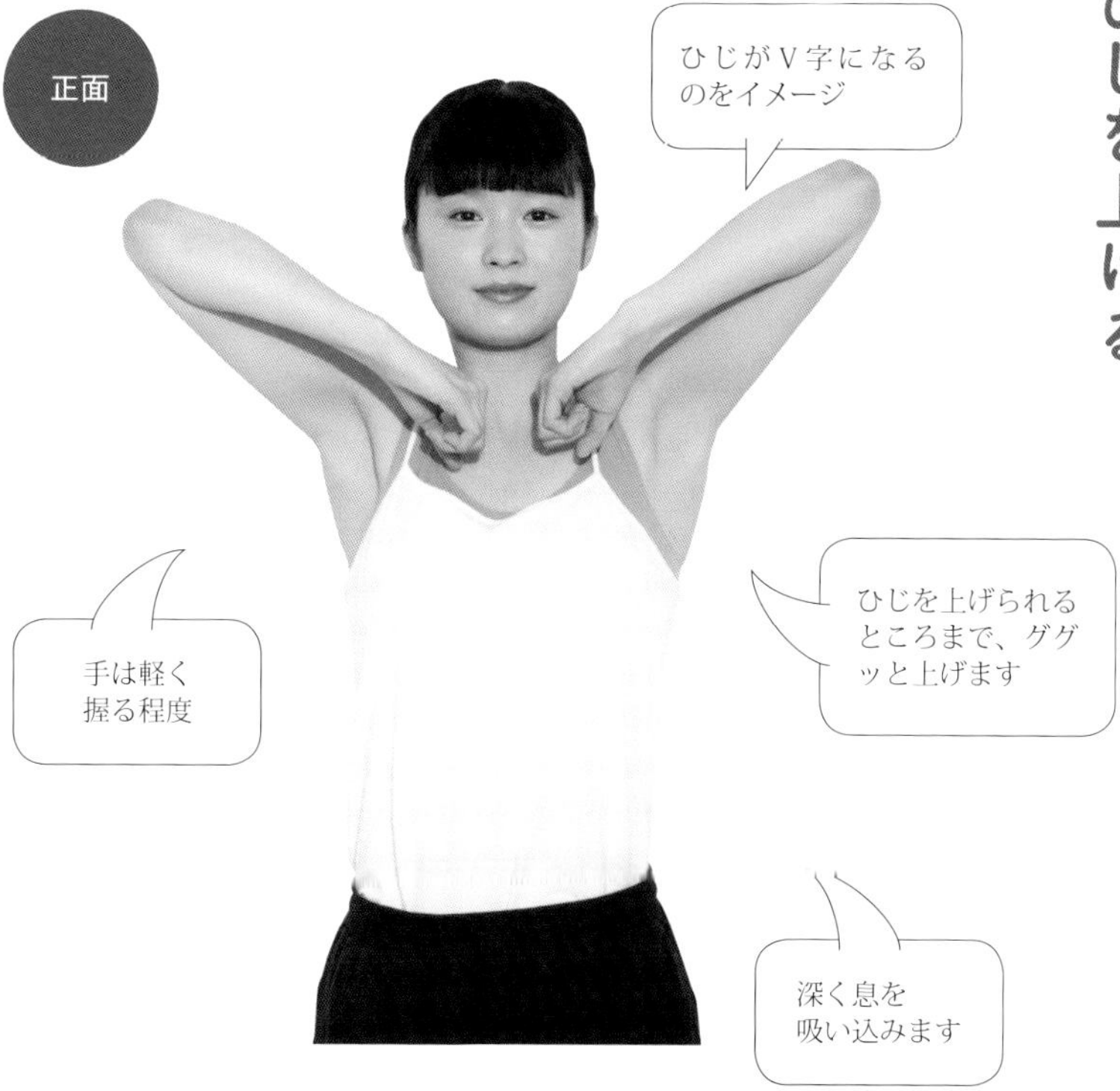
正面
ひじがV字になるのをイメージ
手は軽く握る程度
ひじを上げられるところまで、ググッと上げます
深く息を吸い込みます

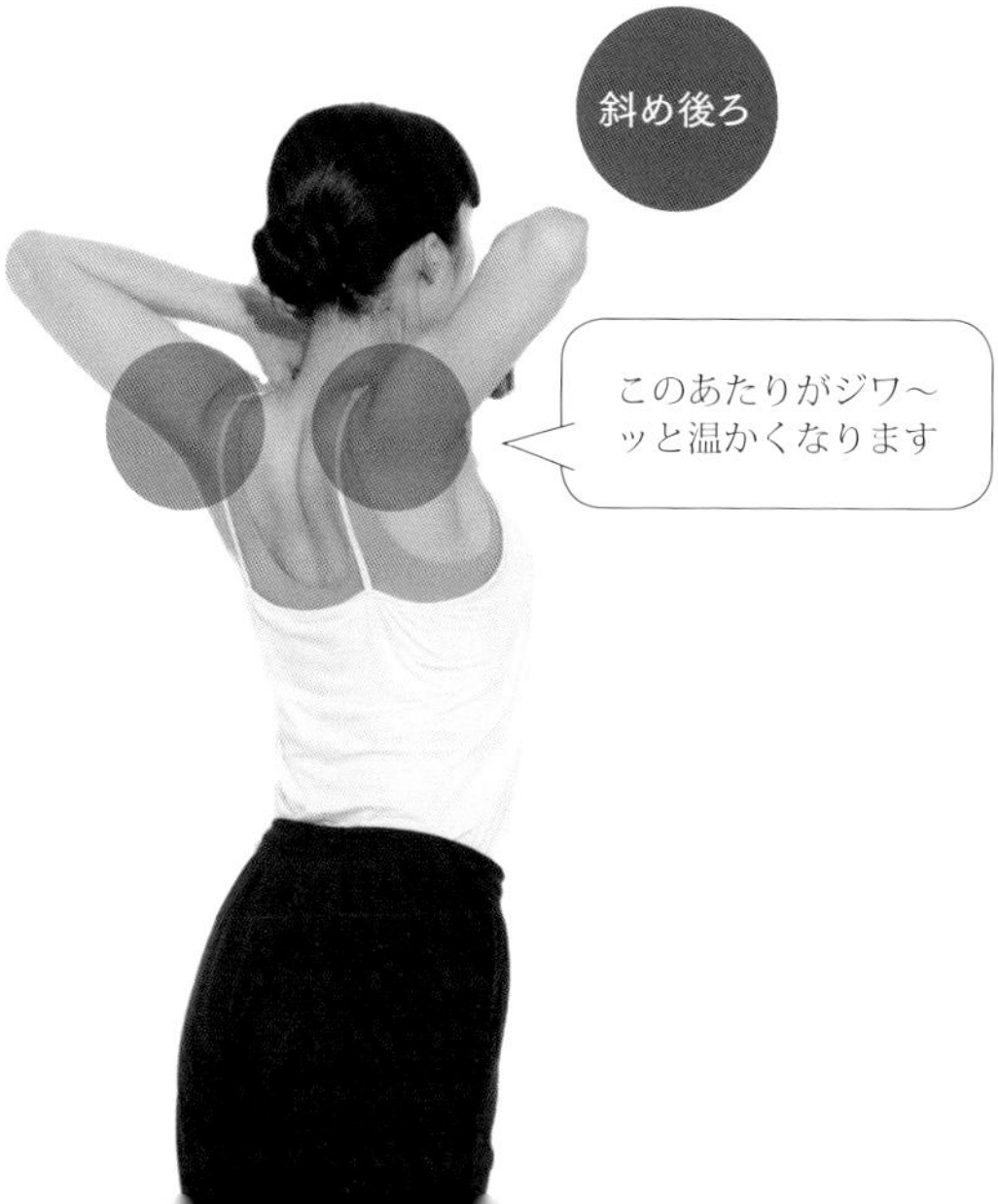
斜め後ろ
このあたりがジワ～ッと温かくなります

②ひじを後ろに

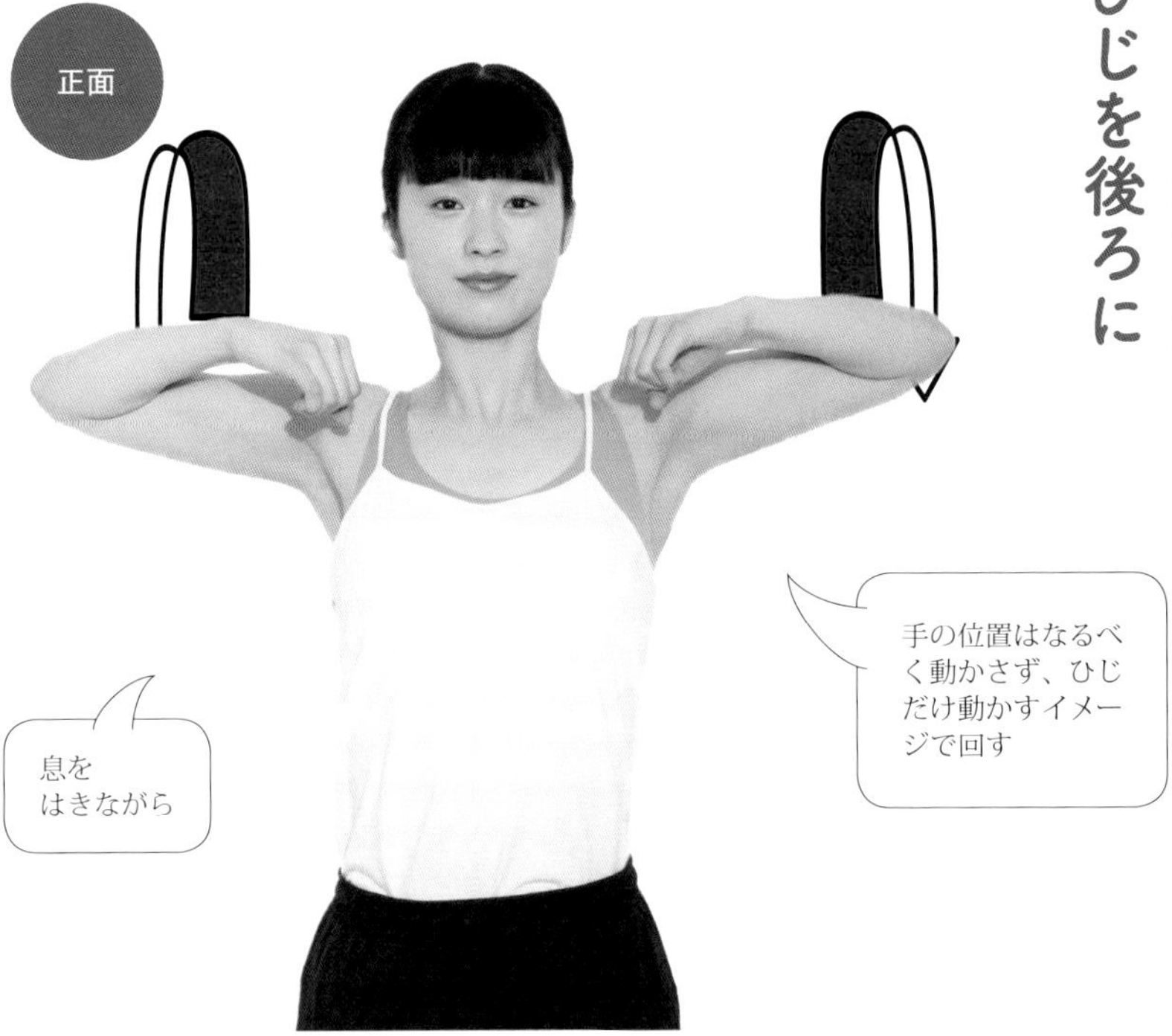
正面
手の位置はなるべく動かさず、ひじだけ動かすイメージで回す
息をはきながら

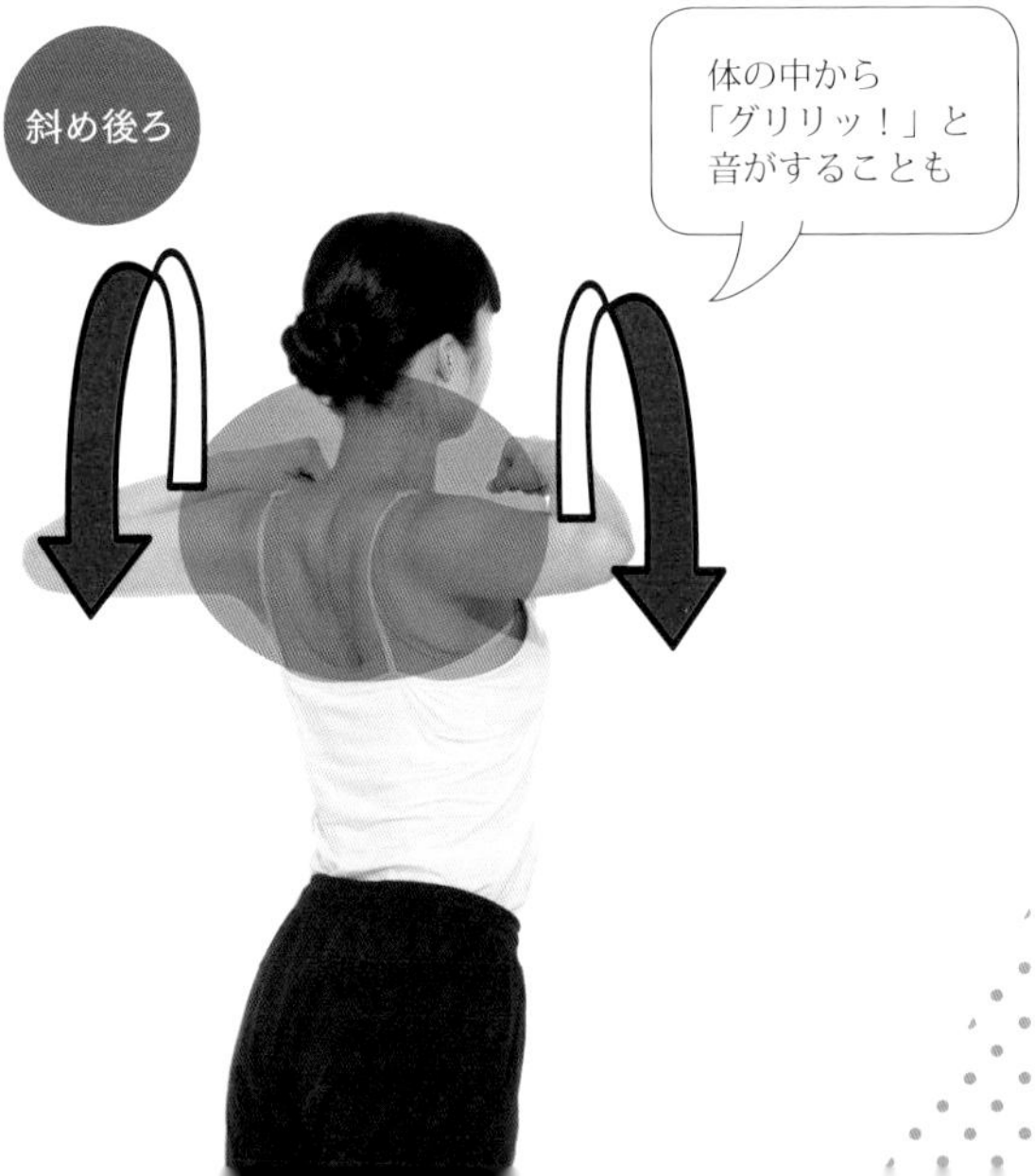
斜め後ろ
体の中から「グリリッ！」と音がすることも

③ひじを後ろから前に回す

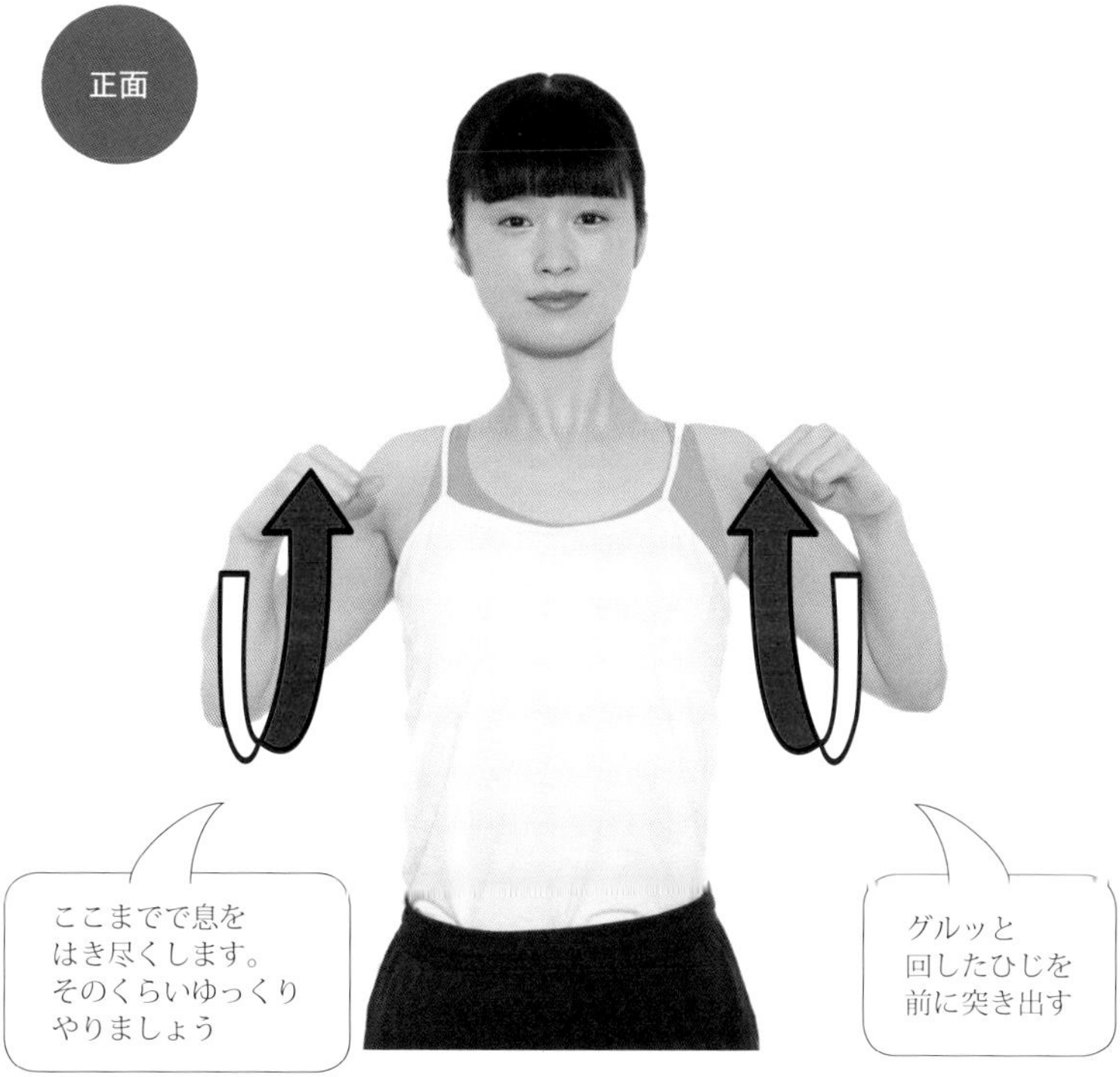
正面
ここまでで息を
はき尽くします。
そのくらいゆっくり
やりましょう
グルッと
回したひじを
前に突き出す

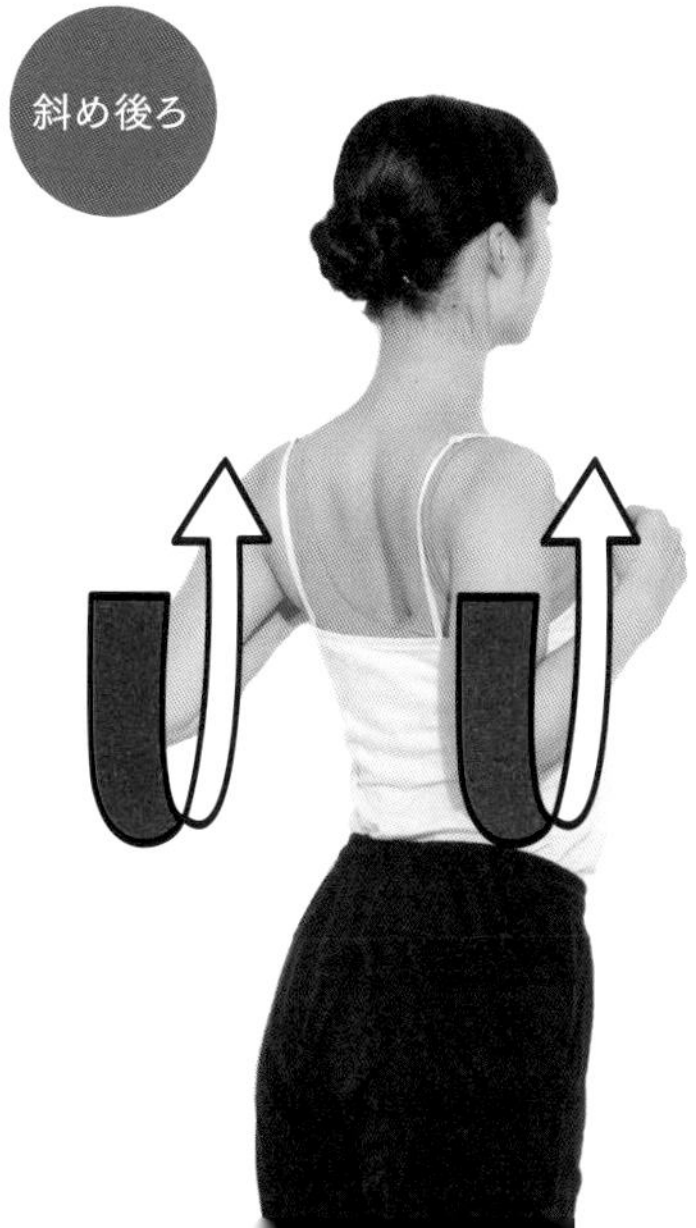

ステップ②

「骨盤回し」ストレッチ

肩こりがあれば肩甲骨のファシアが硬くなっているサインになりますが、骨盤まわりは自覚症状がないものです。しかし、骨盤は肩甲骨に並ぶ体の要《かなめ》。しっかりストレッチしましょう。

骨盤回しをやってみると、左右の腰と足の付け根あたりからグリッと音がしたり、ポカポカ温かくなってきたりします。

「骨盤回し」は
まず、準備体操して
可動域を広げます。
次に、ストレッチして
しっかりほぐします

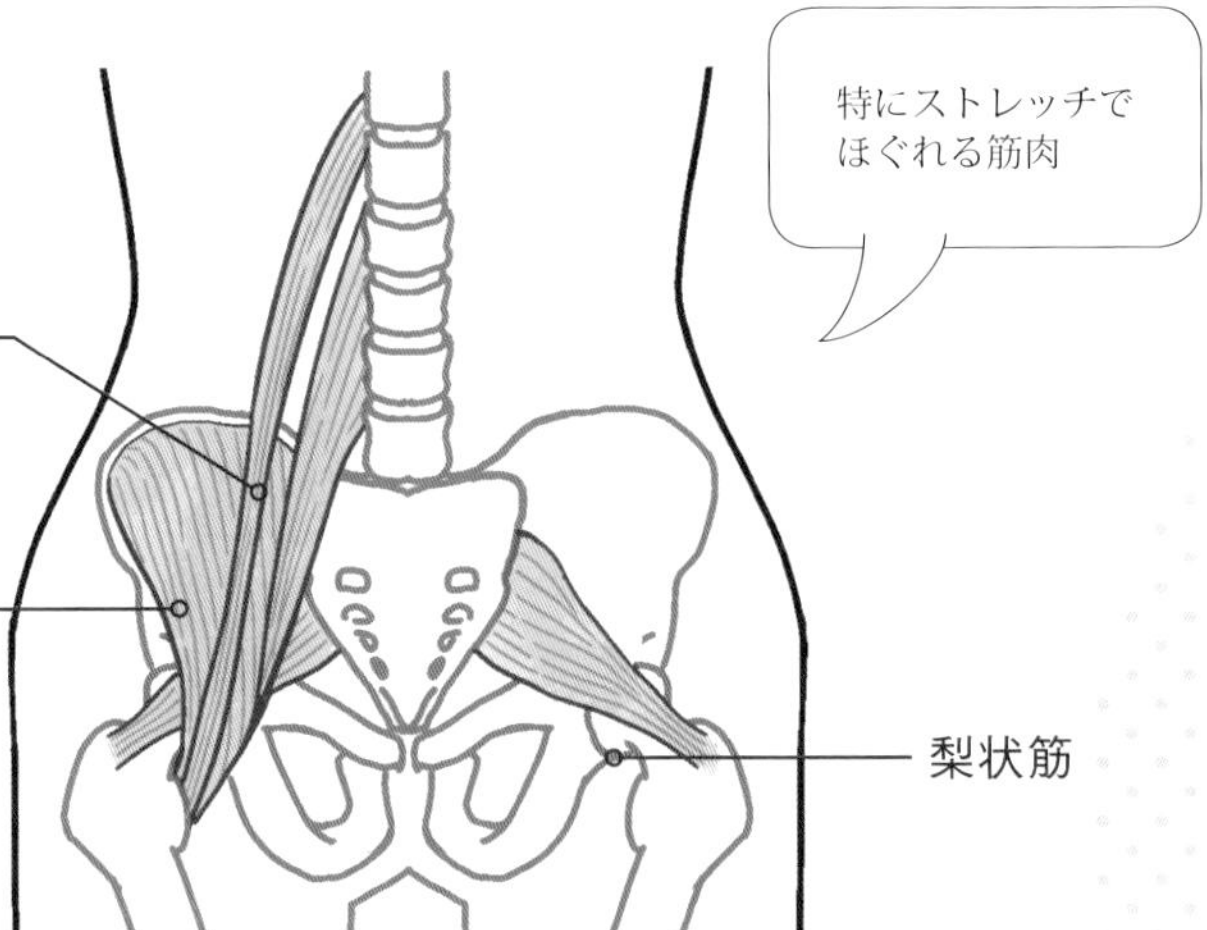

まずは、軽く準備体操

骨盤回しをする前に、準備体操をしましょう。準備体操をすることで、骨盤の可動域が広がり、ストレッチがより効果的になります。転倒しないように、イスなどにつかまりながらやりましょう。

①右足をぽーんと
前に振ります

②振り子のように
後ろに振ります

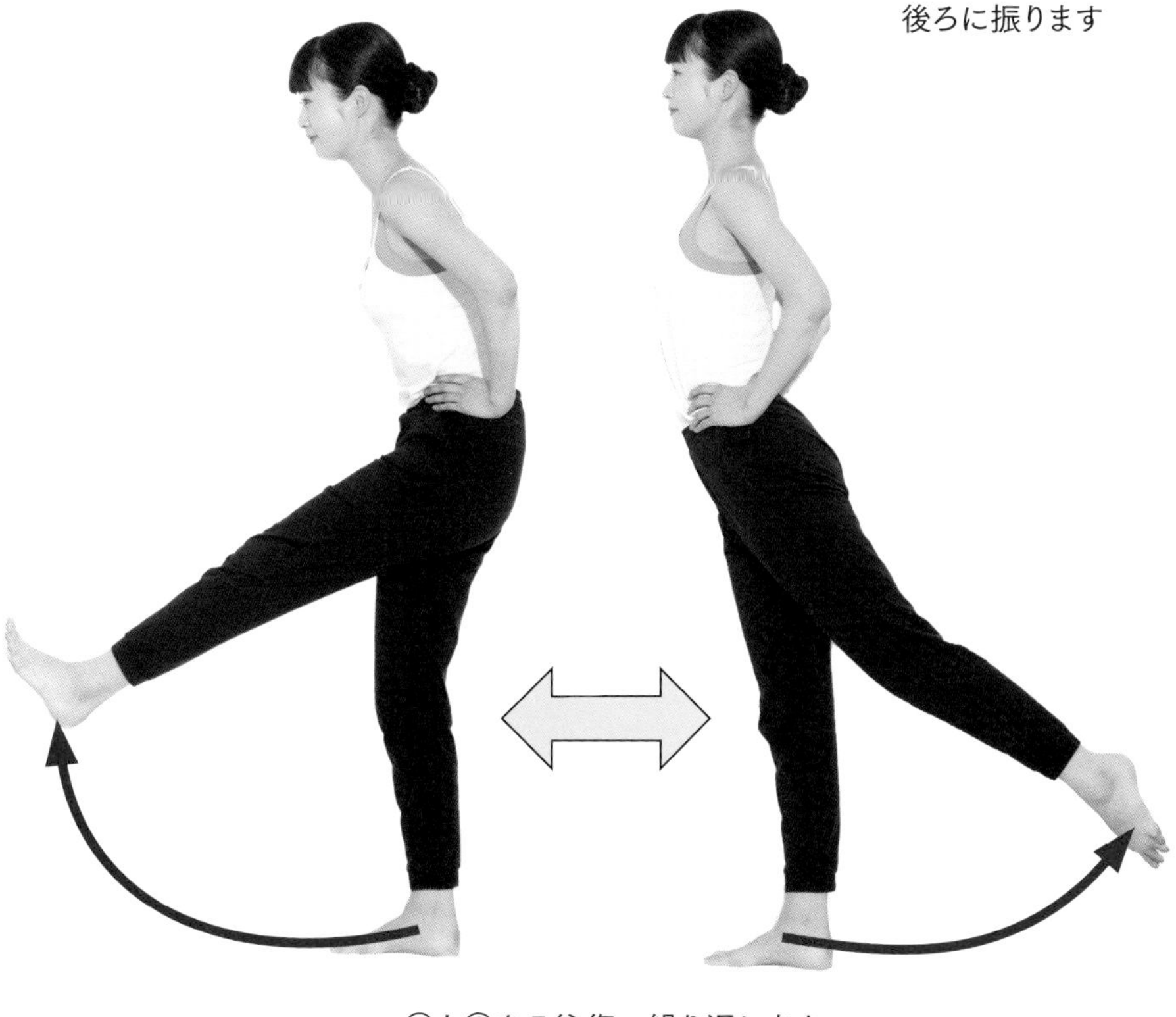

①と②を５往復、繰り返します。
同じように、もう片方の足も行いましょう

骨盤回しの手順

骨盤回しは、大きく3行程です。普段しない動きだけに、初めは難しいかもしれませんが、それだけ、動かしていなかった部分です。ファシアがほぐれることでより美姿勢に近づきます。ポイントは、ひざを体の横に回すようにすることです。

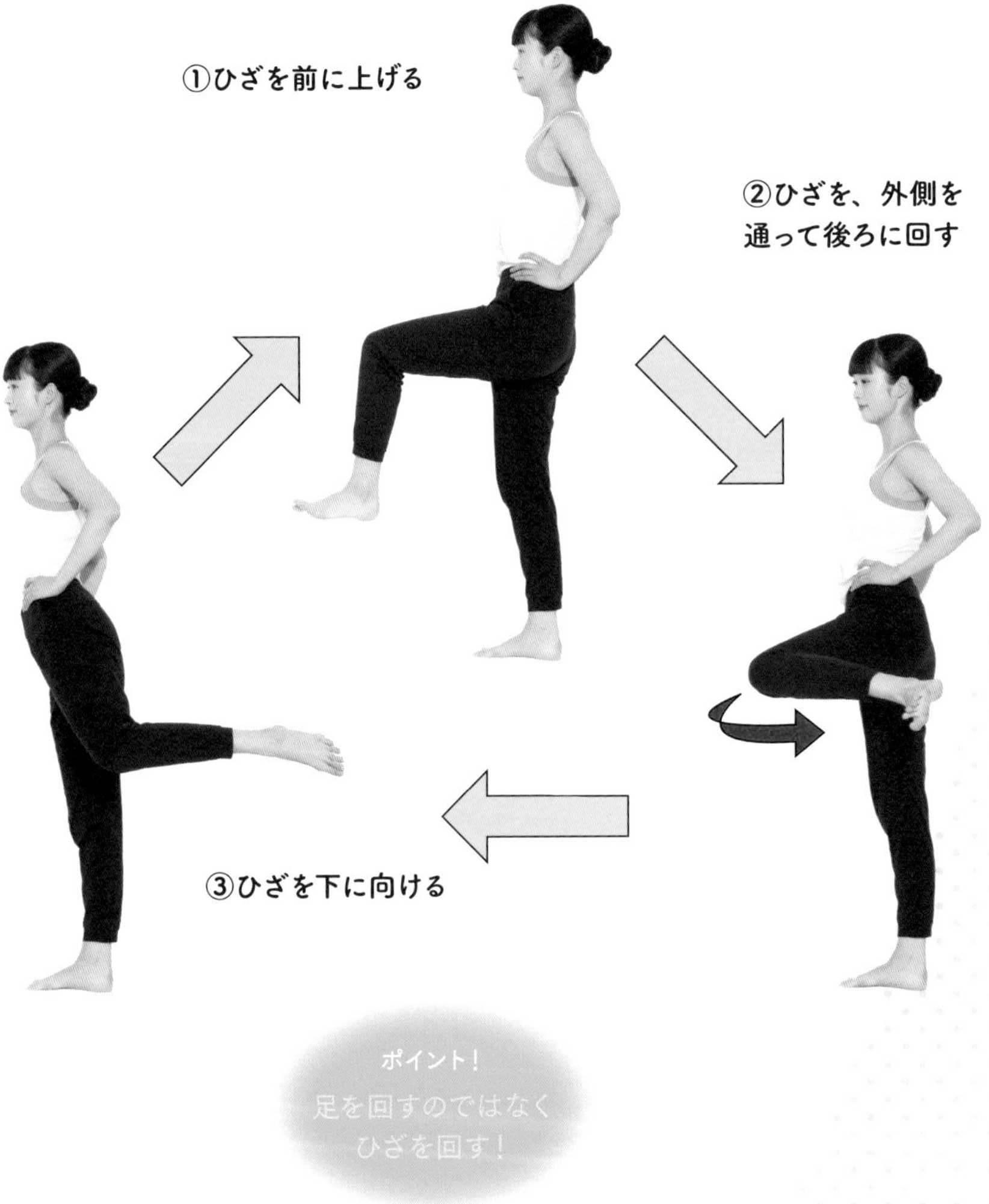
①ひざを前に上げる
②ひざを、外側を
通って後ろに回す
③ひざを下に向ける

ポイント！

足を回すのではなく
ひざを回す！

①ひざを前に上げる

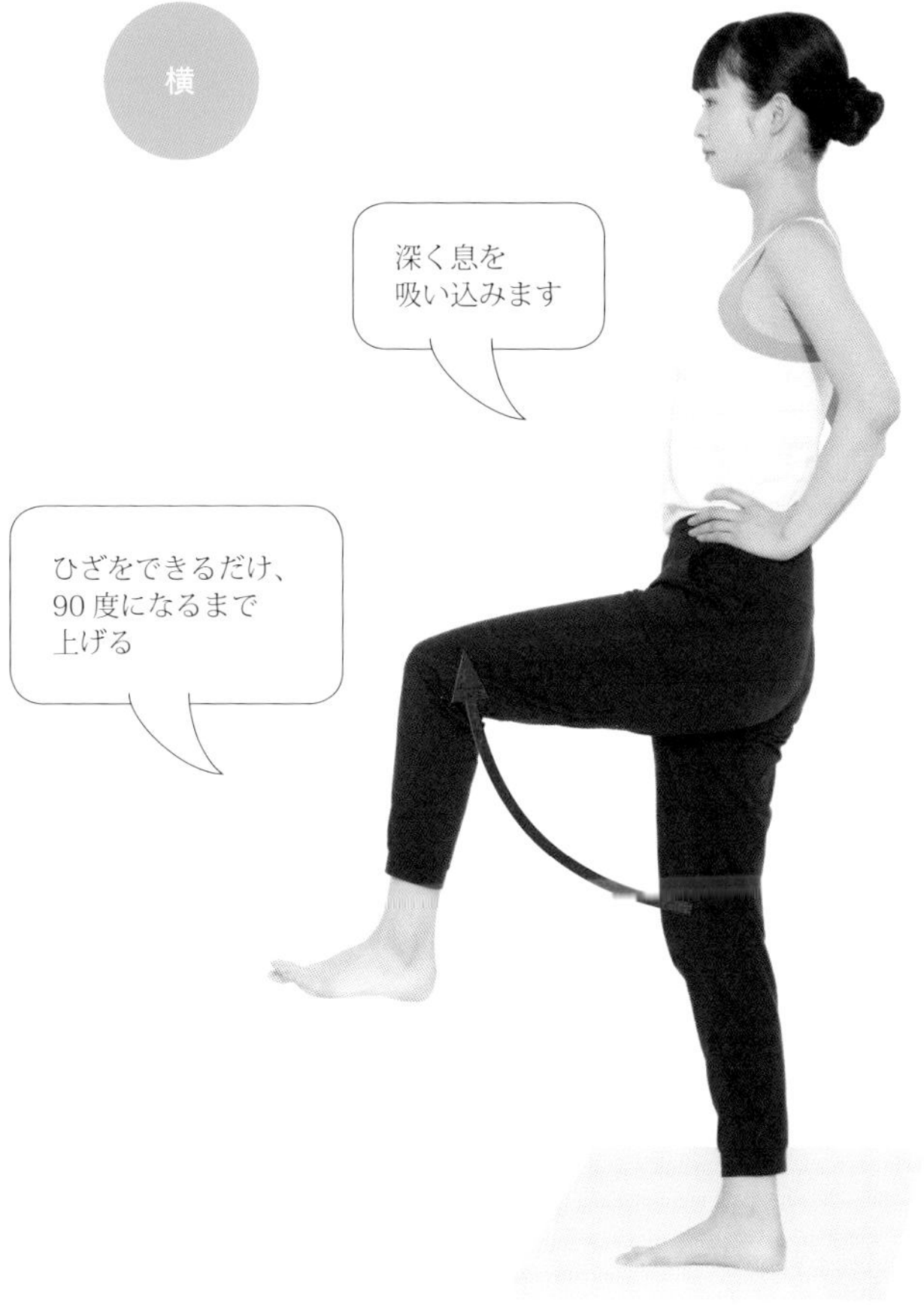
横
深く息を
吸い込みます
ひざをできるだけ、
90 度になるまで
上げる

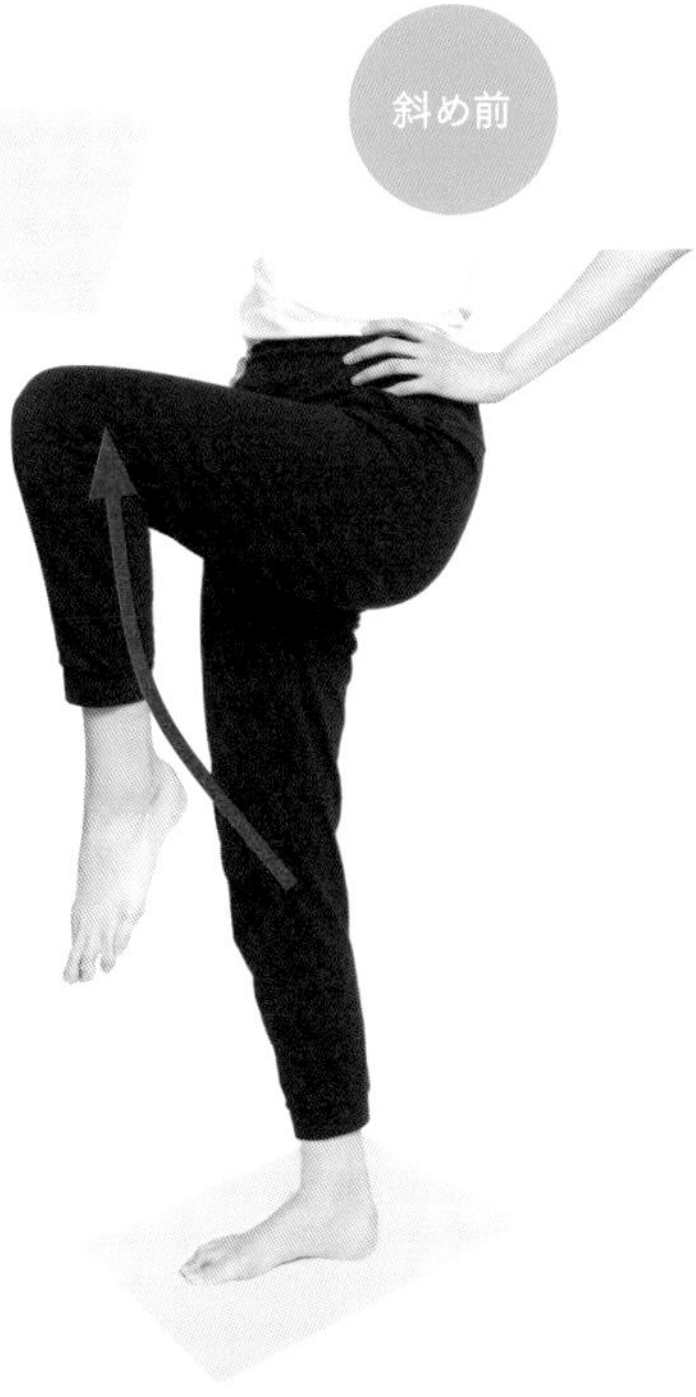
斜め前

ポイント！

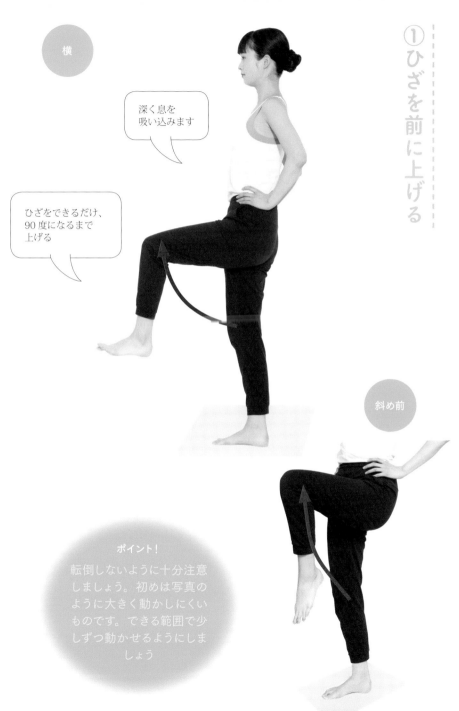

転倒しないように十分注意しましょう。初めは写真のように大きく動かしにくいものです。できる範囲で少しずつ動かせるようにしましょう

②ひざを、外側を通って後ろに回す

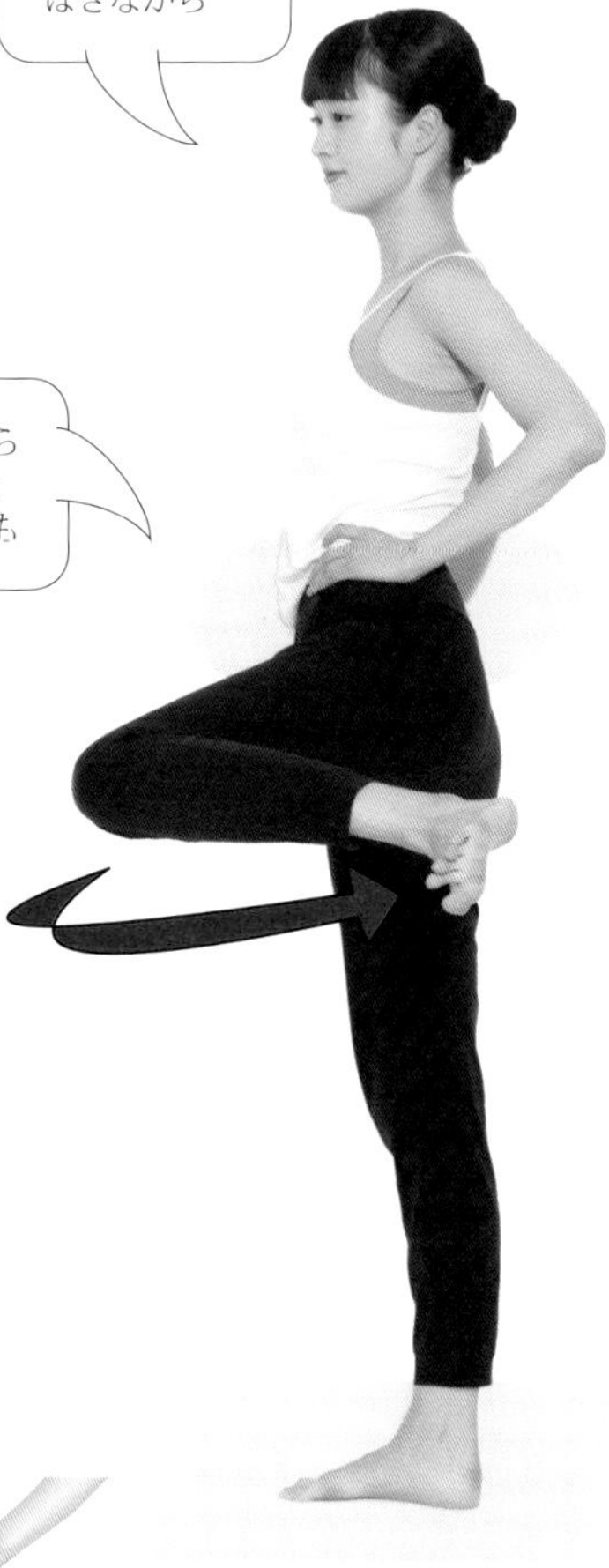
横
息をゆっくり
はきながら
このあたりから
「グリッ！」と
音がすることも

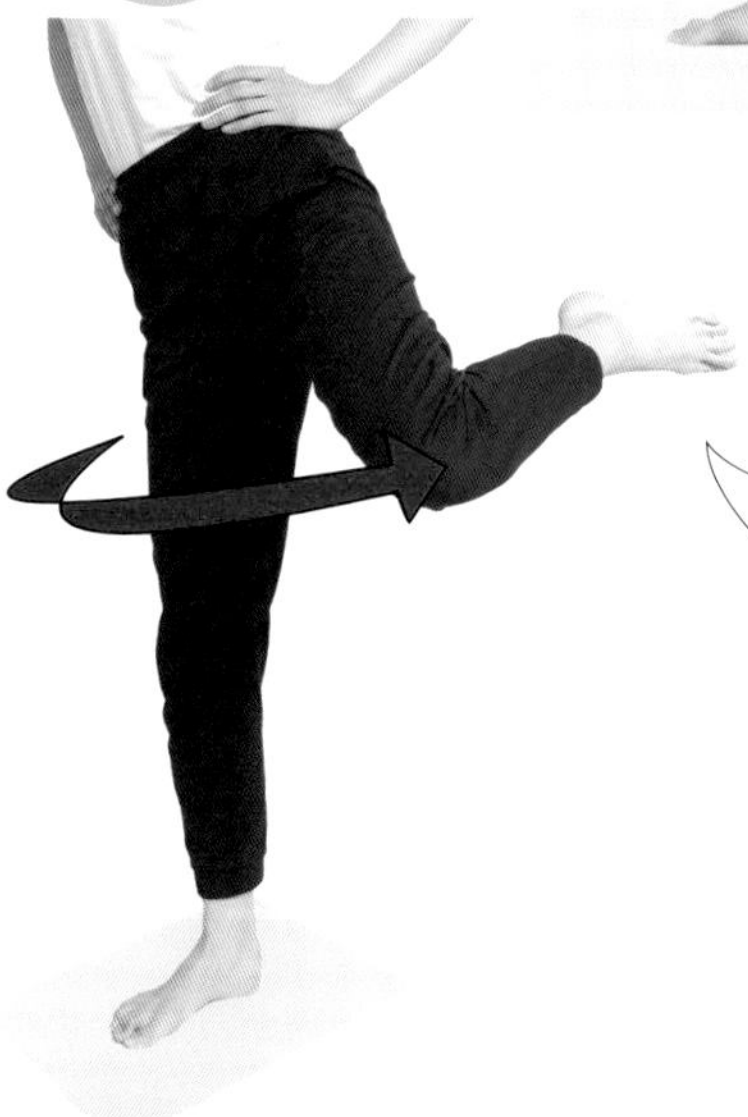
斜め前
ひざをできるだけ
①の高さのままに
してひざを横に回
す

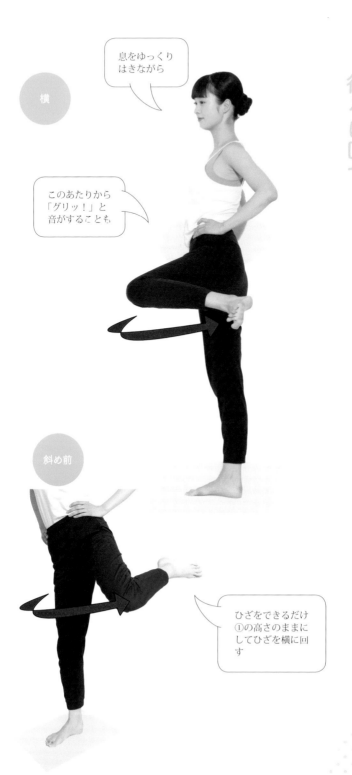

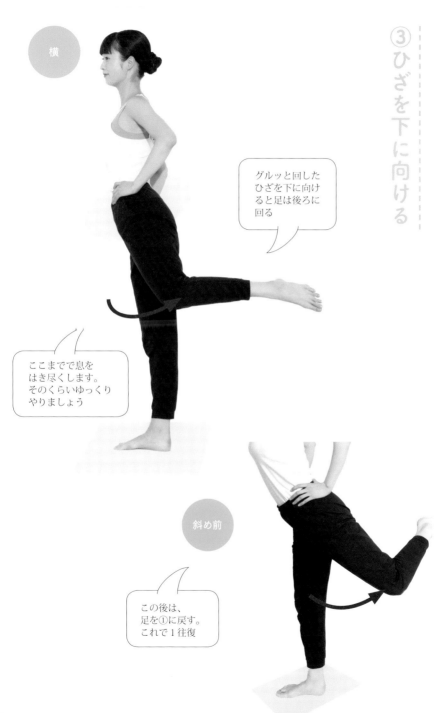

③ひざを下に向ける

横

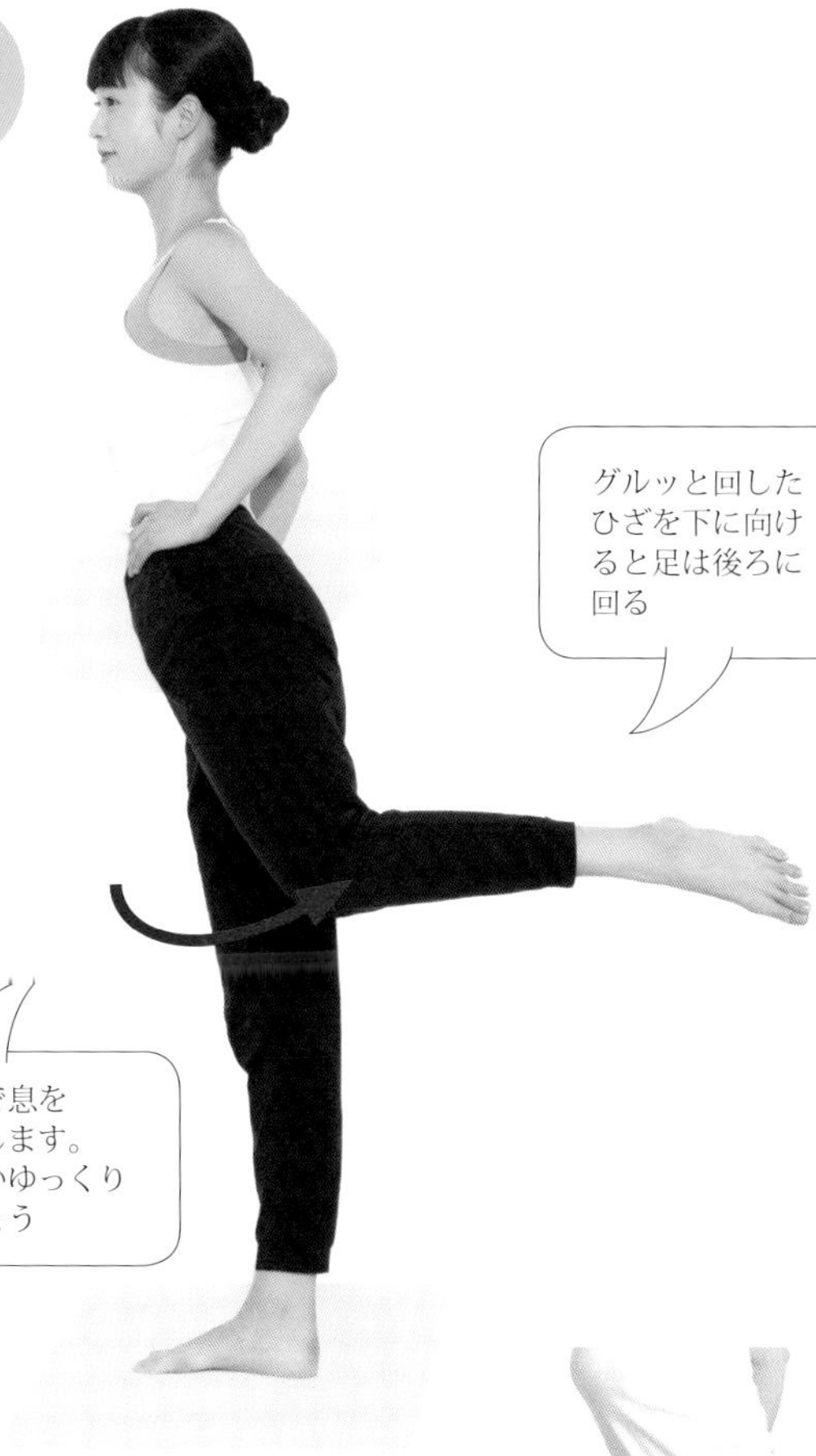

グルッと回した
ひざを下に向け
ると足は後ろに
回る

ここまでで息を
はき尽くします。
そのくらいゆっくり
やりましょう

斜め前

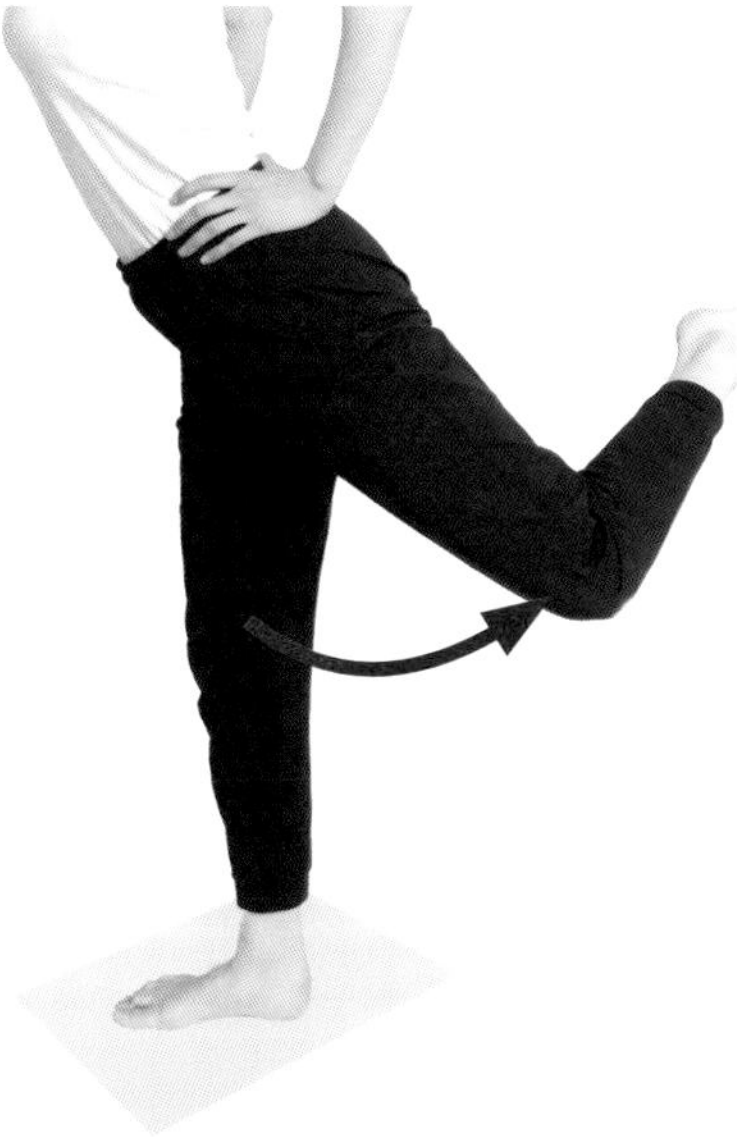

この後は、
足を①に戻す。
これで１往復

ステップ③

30分刻み集中

長時間集中できるのは、とても素晴らしいこと。ただ、ファシアにとっては実は良くないのです。そこで、「30分刻み集中」を習慣にしましょう。30分間、集中したら、伸びをするとファシアにとってベストです。職場ではなかなかできないので、座りながらできたらベター。それも難しいとなれば、イスをちょっと座り直すだけでもOKです。

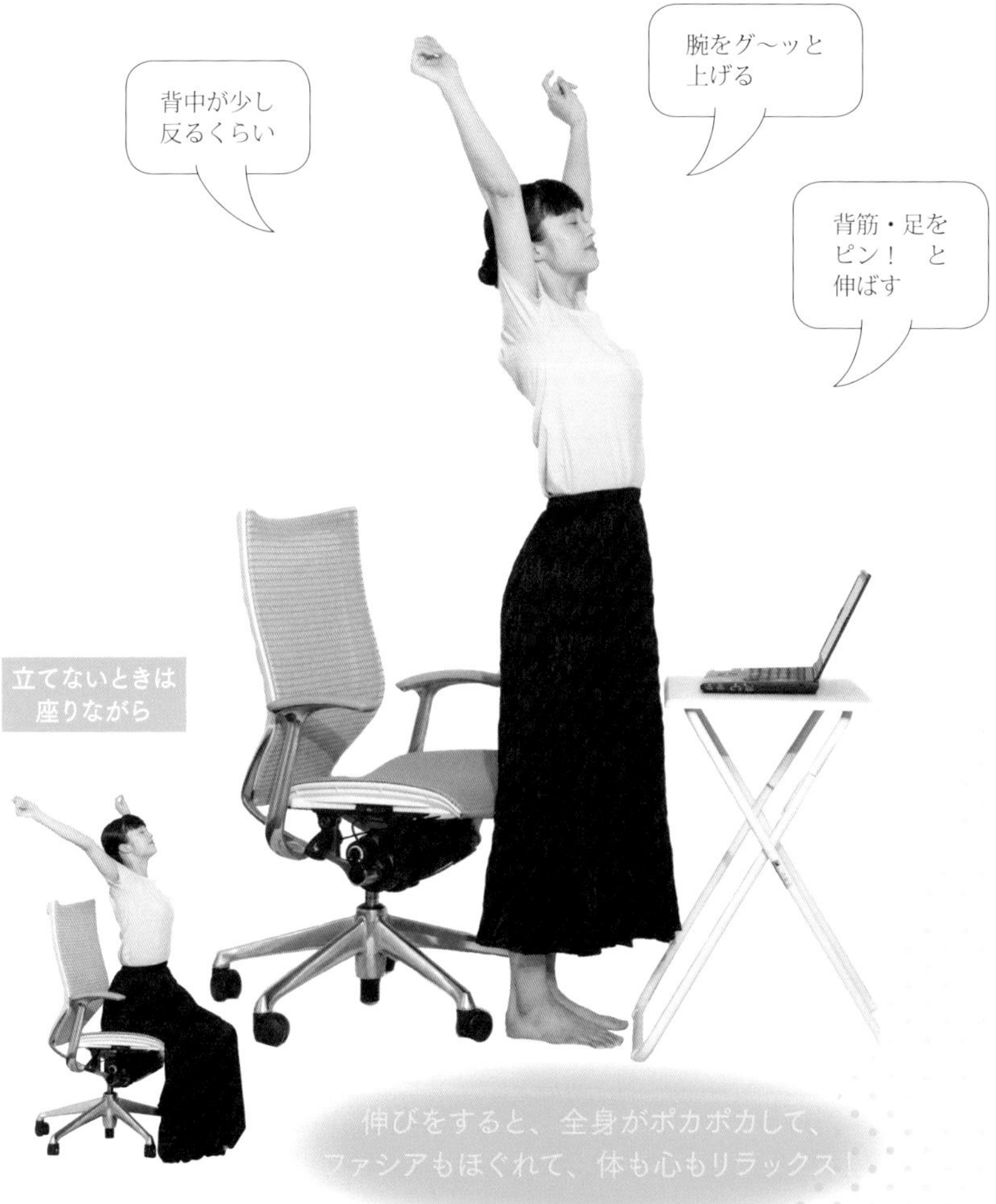

腕をグ～ッと上げる
背中が少し反るくらい
背筋・足をピン！　と伸ばす
立てないときは座りながら
伸びをすると、全身がポカポカして、ファシアもほぐれて、体も心もリラックス！

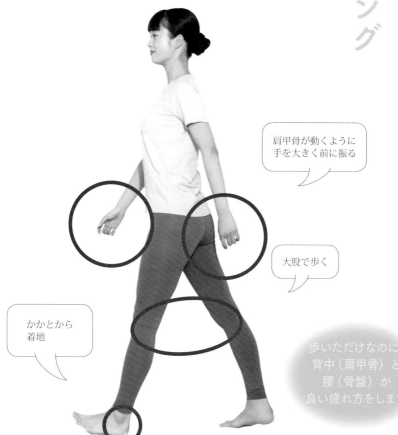

ステップ③

大振りウォーキング

　ダイエットや健康にウォーキングはいいのですが、ただ歩くだけでは残念ながら肩甲骨と骨盤まわりはほぐれていません。

　せっかくなら、肩甲骨や骨盤のファシアもほぐれる運動にすると一石二鳥、いえ三鳥です。肩甲骨が開くように大きく手を振り、骨盤が開くように大股にするのです。なんてことない習慣に思えるかもしれませんが、かなり効果が出ますよ。

肩甲骨が動くように
手を大きく前に振る
大股で歩く
かかとから
着地

歩いただけなのに、
背中（肩甲骨）と
腰（骨盤）が
良い疲れ方をします

Column

ファシアが悪くなって起こる病気がある？

私たちは、体の中のどこか臓器の調子が悪くなったら、病院で手術をして治したりします。一方で、手術によって臓器が正常な状態になっても、ファシアの場合は動きが悪くなれば手術では元の体に戻すのに時間がかかるのです。

たとえば腸の手術後の癒着によって起きる腸閉塞《ちょうへいそく》（イレウス）は何らかの原因で腸の動きが悪くなり、腸管が閉塞されてしまう病気ですが、この腸閉塞は、ファシアが硬くなり、腸の動きが悪くなることで起こります。

ファシアは網目状になっているので、切れても動いているうちに再生されていきますが、動かないと癒着してしまいます。腸は自分の意思では動かせないため、癒着が起きてしまうのです。

腸閉塞はファシアによる病気の一例ですが、日常生活ではファシアを意識的に動かすことが、さまざまな病気や不調の予防にもなるのです。

3章

「美」と「若さ」だけじゃない!

ファシア健康法

マッサージで、むしろ悪化する恐れがある？

肩や腰に重い石でも乗っているかのように体が重いとき、気分も落ち込んでしまいがち。がんばりやさんの体には疲労が蓄積しているのです。

「月に一度のマッサージは、唯一の体へのごほうび」

とてもいい習慣だと思います。マッサージ店の多くはリラックス効果をうながすしかけがたくさんあります。プロの手によるマッサージを受けるだけでもリラックスしますし、落ち着く照明とスローなＢＧＭに、緊張した心も体も解きほぐされます。

ただ、ひとつ注意点があります。**強くもんだり、力まかせに圧力をかけたりするのはむしろ逆効果です。**ただでさえダメージを受けている筋肉に、強い刺激が加わると、刺激から身を守るために筋肉は緊張し、硬くなってしまうからです。

確かに、硬くなった部位に強くマッサージされたほうが気持ちよく、楽になったと感じます。でも筋肉は強く押されると傷つき、内出血を起こします。傷ついた筋肉は再生しますが、そのときに、より硬い筋肉になってしまうのです。筋肉が硬くなれば、さらに血流が悪くなります。こうなると、いつまでたってもこりは良くなりません。それどころか、慢性化してしまいます。

マッサージをするなら、筋肉を強くもんだり叩いたりするマッサージではなく、本書で紹介したように、患部を一定方向に「押し流す」マッサージが効果的です。

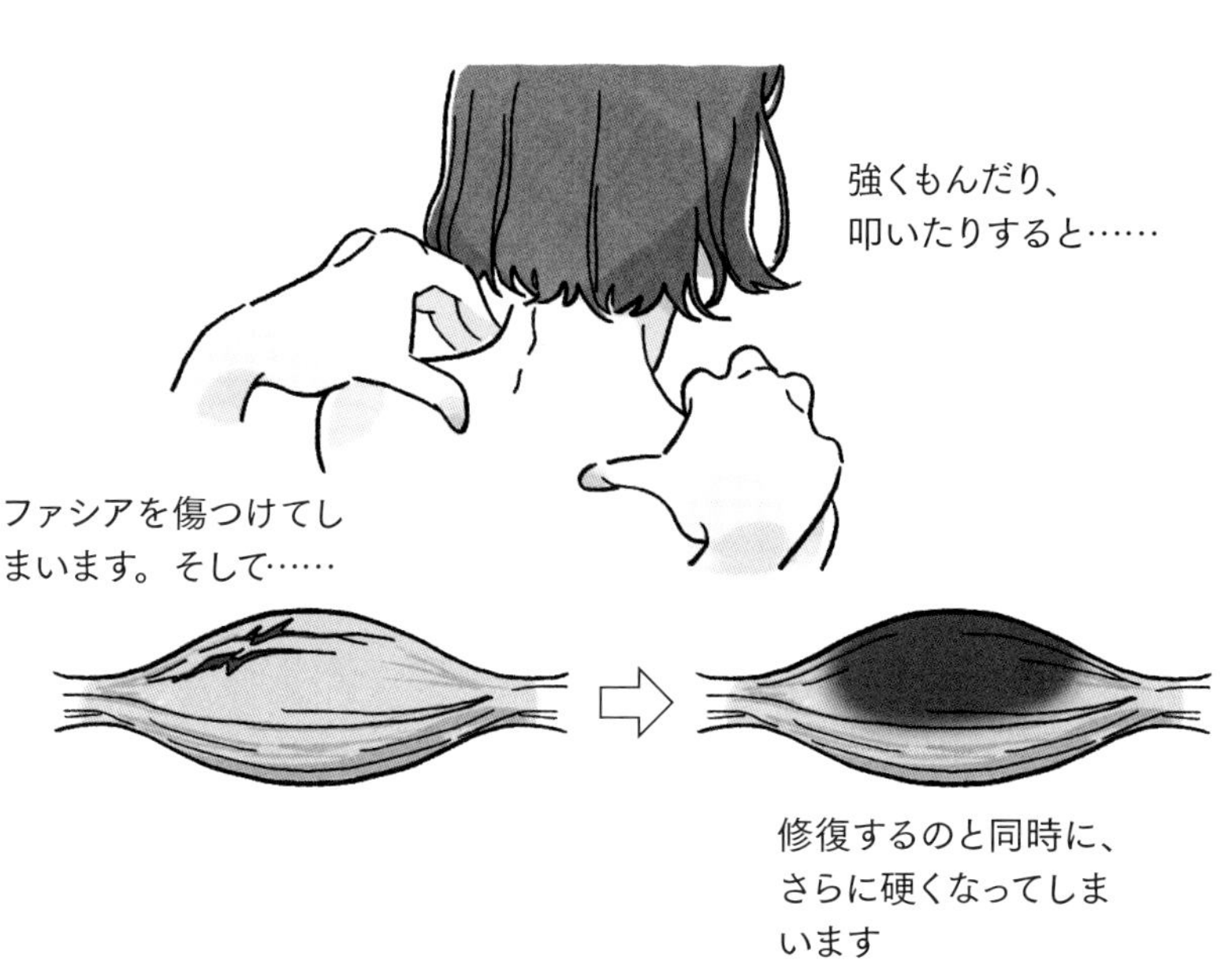
強くもんだり、
叩いたりすると……
ファシアを傷つけてしまいます。そして……
修復するのと同時に、さらに硬くなってしまいます

寝相は悪いほうがいい？

体力を使う仕事をして、帰宅するやいなや泥のように寝たときや、はめを外してお酒を飲みすぎてしまって眠りについた翌日、起きると体があちこち痛んだり、しびれたりした経験はありませんか？

実は、これにもファシアが関係していました。寝返りも打たずに同じ姿勢で寝続けたせいでファシアが硬くなっていたのです。

普段なら、ずっと同じ姿勢で寝ていると体は不快に感じて寝返りを打つなど、姿勢を変えるようにできています。

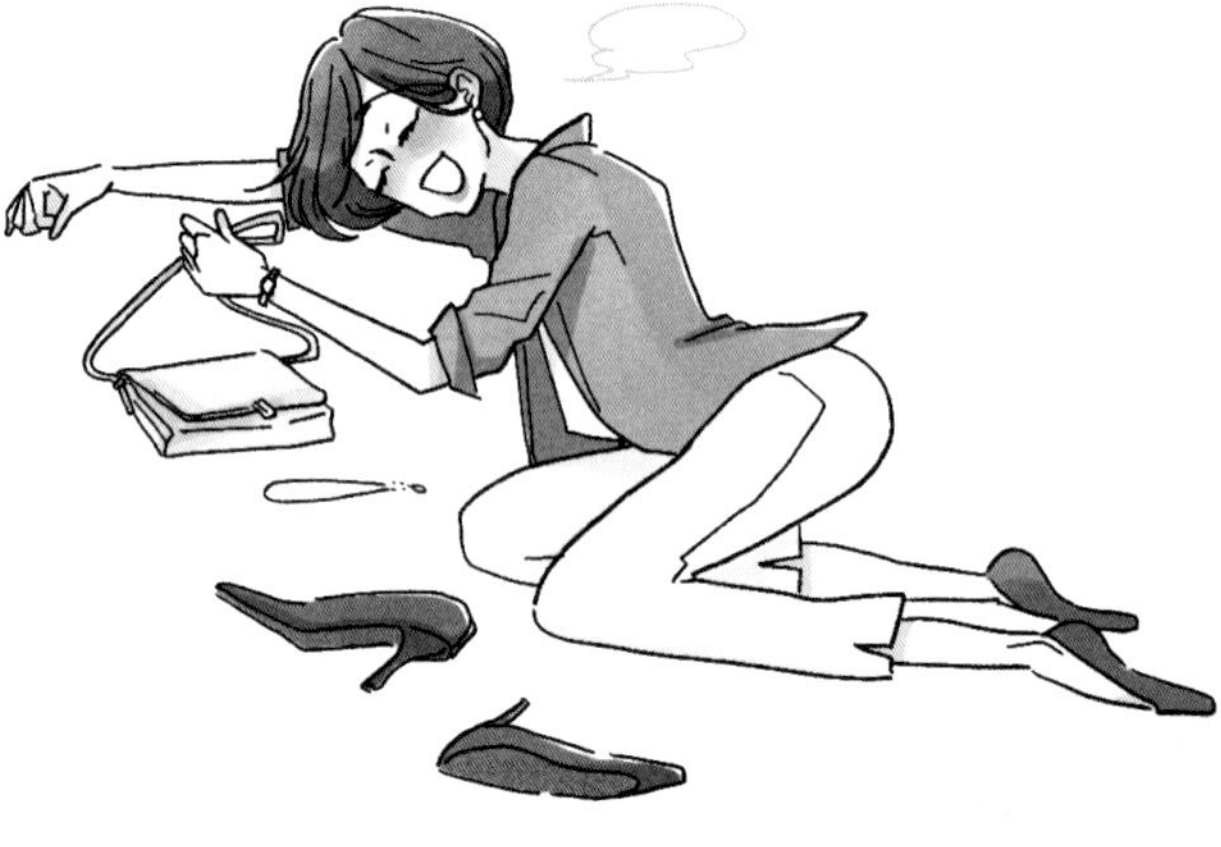

ところが、**過労やアルコールなどで感覚が麻痺すると、同じ姿勢で寝続けてしまうのです。睡眠導入剤を飲んだ後も同様のことが起こりがちです。**

体の中ではどうなっているかというと、寝ていて下になった部位には水分が集まってむくみ、血流が悪化してファシアが硬くなりやすくなります。下になった腕や足が動かしにくくなってしまうことさえあるのです。同じことが肩で起これば肩こりに、腰で起これば腰痛の一因にもなります。

対策としては、飲みすぎを控えるのはもちろんですが、布団に入ったら、先に寝返りを打ってみましょう。寝る前にすることで睡眠中も寝返りを打つようになります。

寝相は悪くても、直そうと思わないでくださいね。ファシアにはいいのですから。

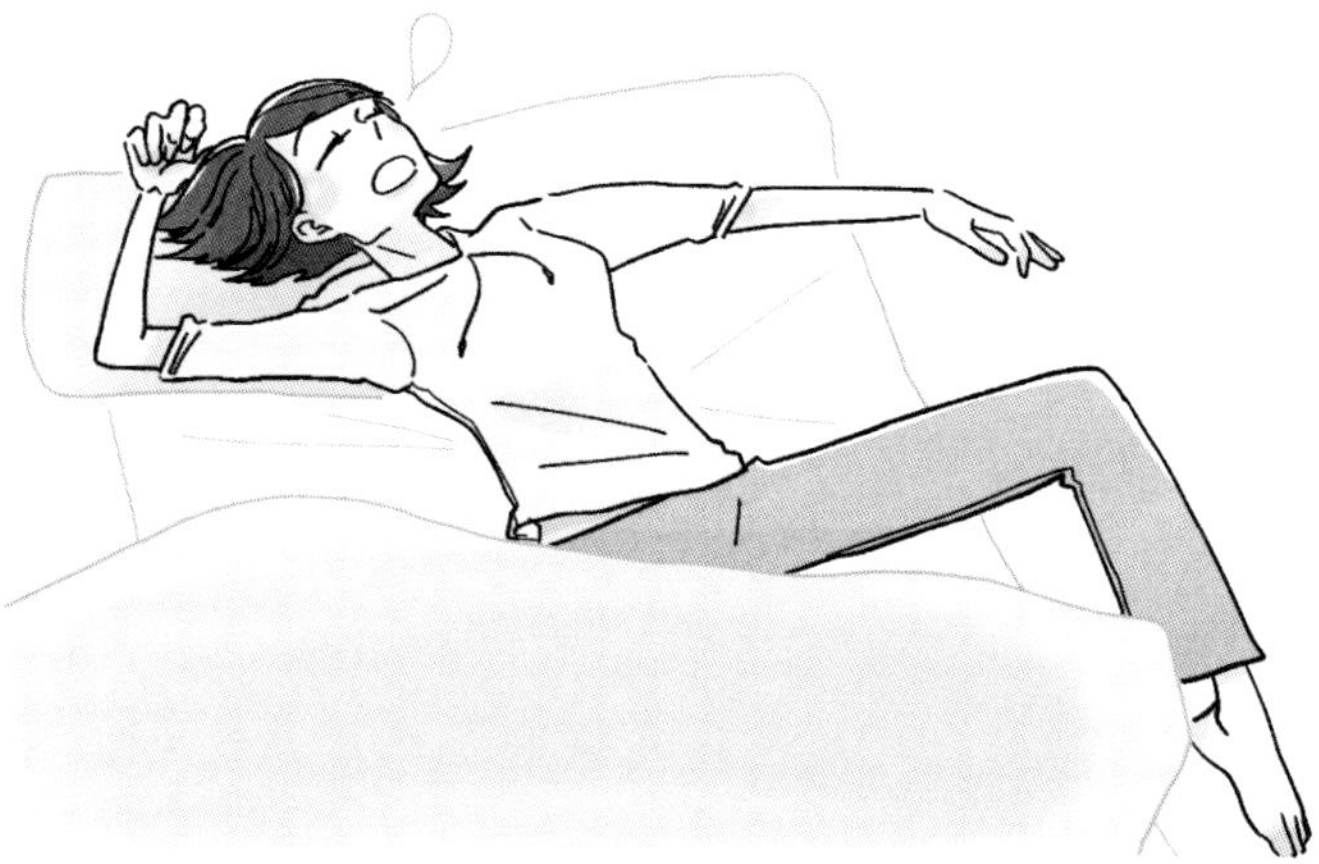

食事は何をとればいい？

しなやかに動く体にするためには、食生活も重要です。

筋肉や神経の調整に欠かせないのが「カルシウム」「マグネシウム」「ナトリウム」「カリウム」などのミネラルです。

これらのミネラルが不足すると筋肉の収縮がうまくできず、筋肉を動かしにくくなります。すると、こりや痛みがひどくなったり、足がつりやすくなったりしてしまうのです。

ミネラルのなかでも特に筋肉の働きに必要なのはカルシウムとマグネシウムです。

カルシウムは「小魚」や「牛乳」「チーズ」「ヨーグルト」などの乳製品、「海藻類」に多く含まれます。マグネシウムは「豆腐」や「納豆」などの大豆製品や「ナッツ類」「ゴマ」「玄米」「ほうれん草」などに多く含まれています。

カルシウム、マグネシウムはどちらもバランスよくとるようにしましょう。

また、「リン酸」はカルシウムと結合する作用があるため、とりすぎるとカルシウムの吸収を妨げてしまいます。リン酸は「インスタント食品」や「加工食品」「ファストフード」「お菓子」「清涼飲料水」などに含まれています。これらの食品のとりすぎには十分注意してください。

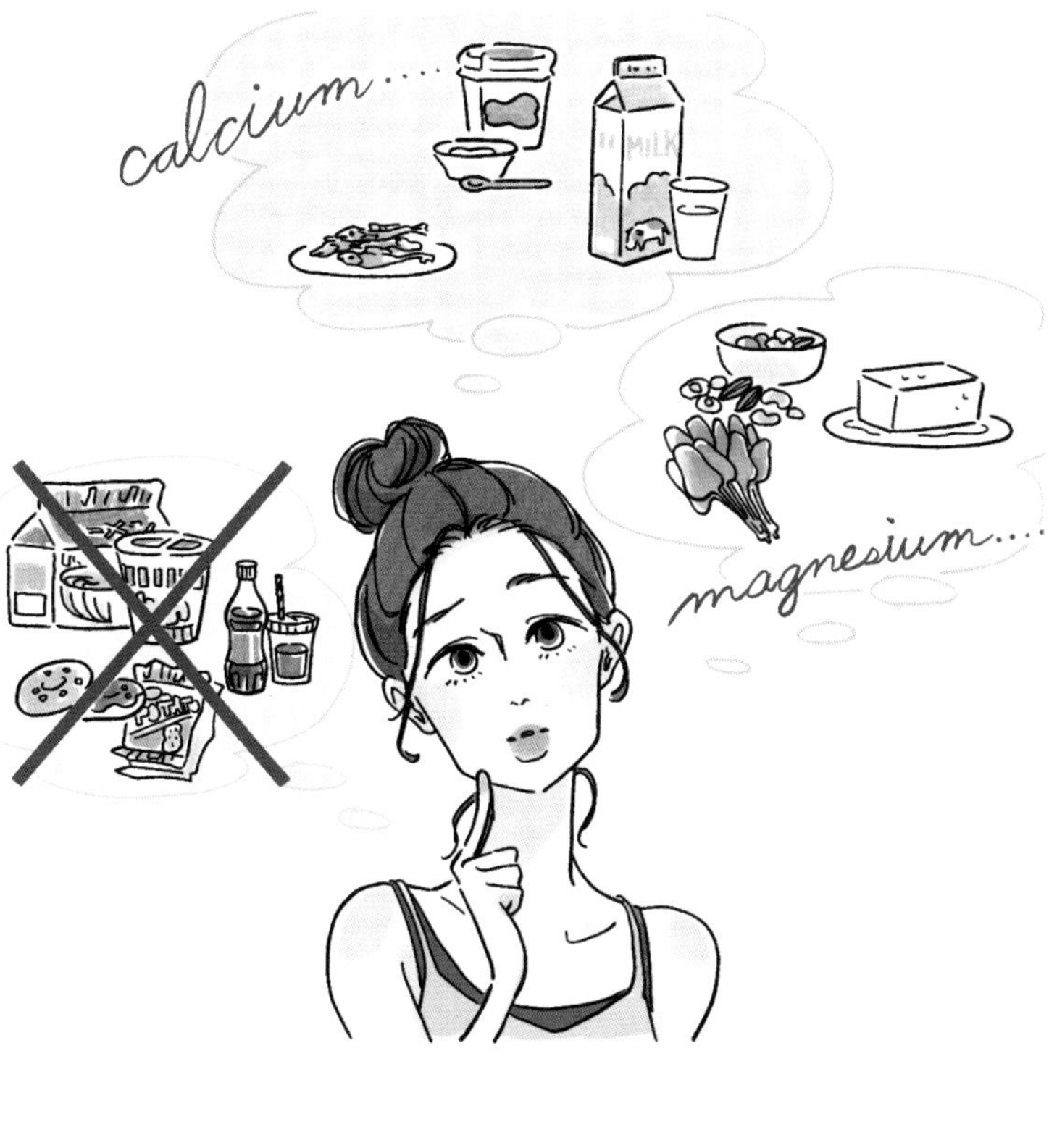

座ったときの正しい姿勢とは？

体に悪いとわかっているけど、つい、クセで足を組んだり、イスに浅く座ったり、机にひじをついて前かがみに座ったりしがちです。

無意識にやってしまうのはしかたがありません。少しずつ直していきましょう。

なぜなら、**足を組むと足の血行を阻害して、ファシアが硬くなるのを促進してしまうからです。**

さらに、体を丸めるため、ねこ背になったり、浅く座るため骨盤が後ろに傾い

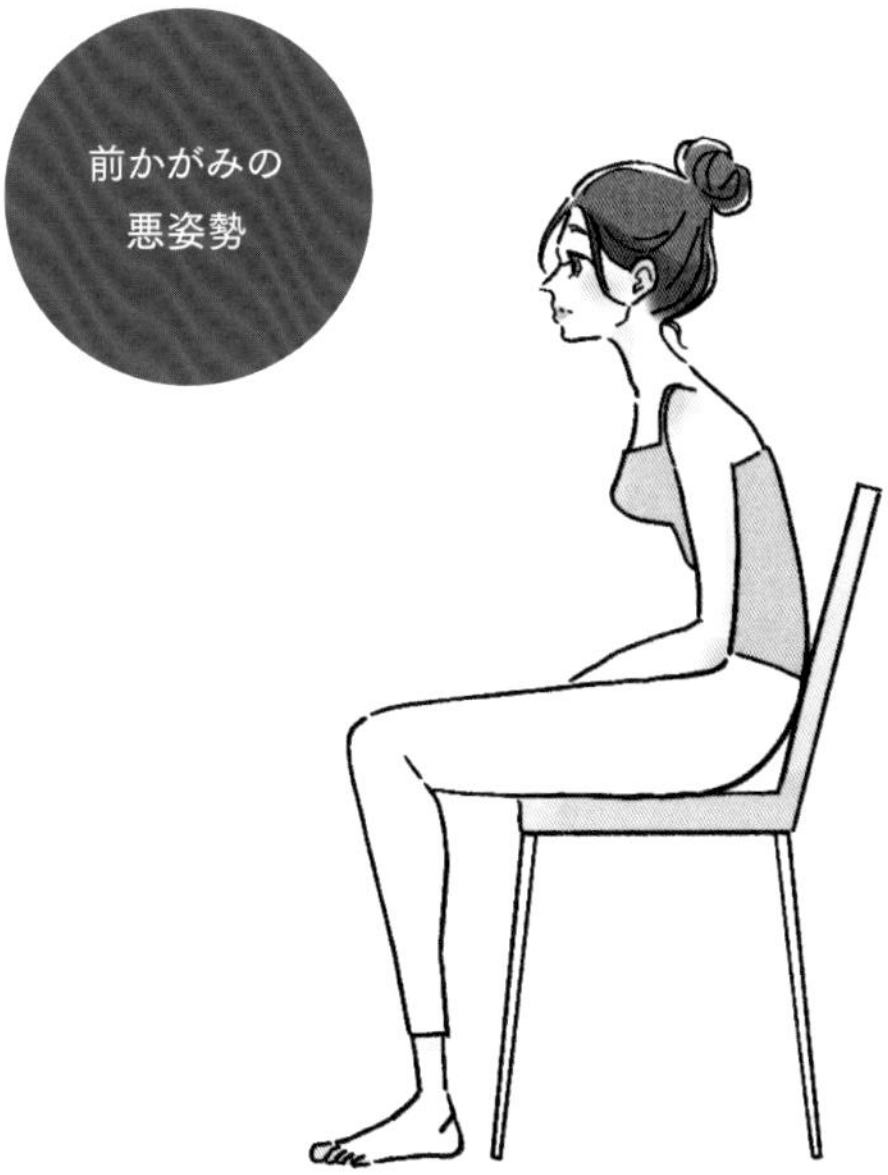

てぽっこりお腹になる一因になったりします。

理想的な座り方は、背筋を伸ばしてあごを引き、骨盤を立てて座ること。横から見て、耳、肩、腰がまっすぐになっているように意識しましょう。60ページの「姿勢リセット」で、自然と理想的な座り方になります。

また、イスに深く腰かけ、背筋を伸ばすことがポイントです。

ただし、正しい座り方にも注意が必要です。正しく座っていても、ずっと同じ姿勢だとファシアが硬くなってしまいます。そのため、30分に一度は座り直しをしましょう。

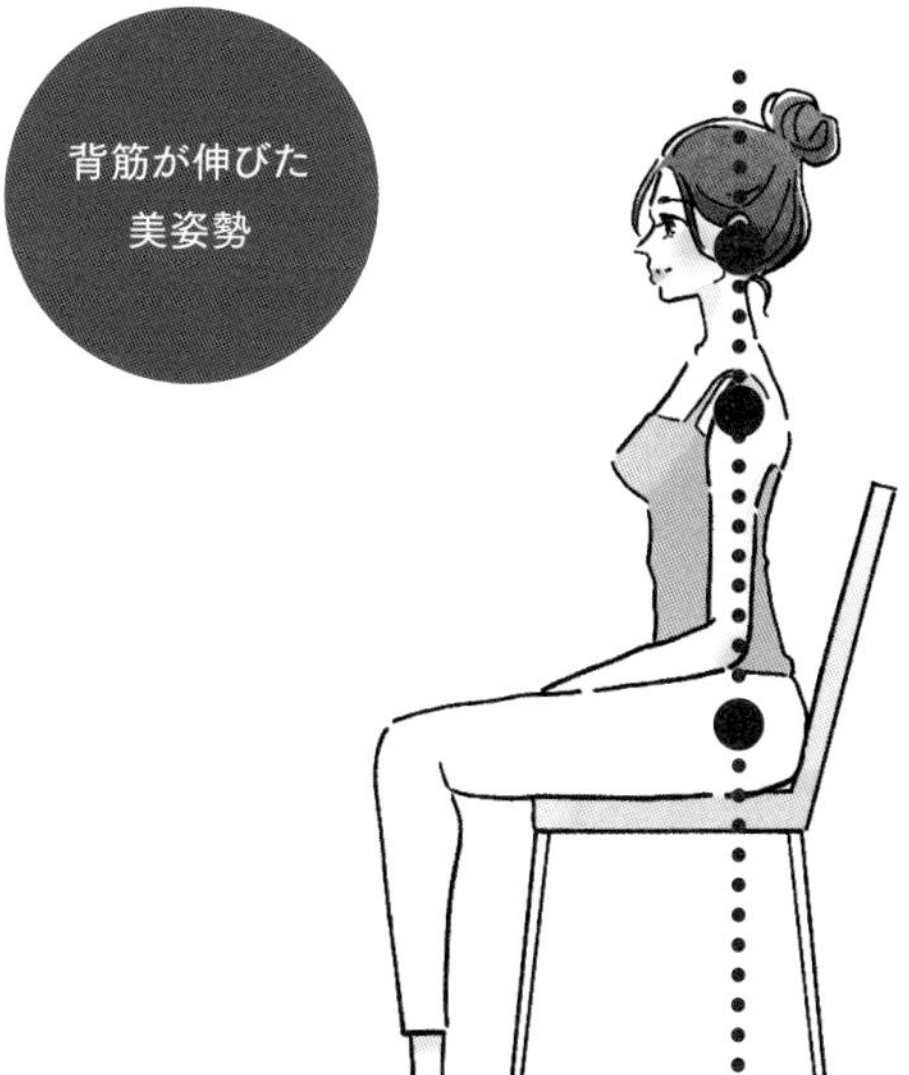

体のこりを防ぐ「スマホの持ち方」

スマホひとつで何でもできるようになりました。友達との通話はもちろん、明日の天気を調べたり、服を注文したり、気になる雑誌を読めたりします。それだけ使用時間が長くなったスマホだけに、姿勢に影響があることに注意しましょう。

手で持つ小さな画面のスマホはうつむいた姿勢で使用しがちです。それだけに思った以上に、首や肩に負担がかかっているのです。

頭の重さは体重の10％もあります。首を15度傾けただけで、頭の重さの負荷は2倍に！　こ

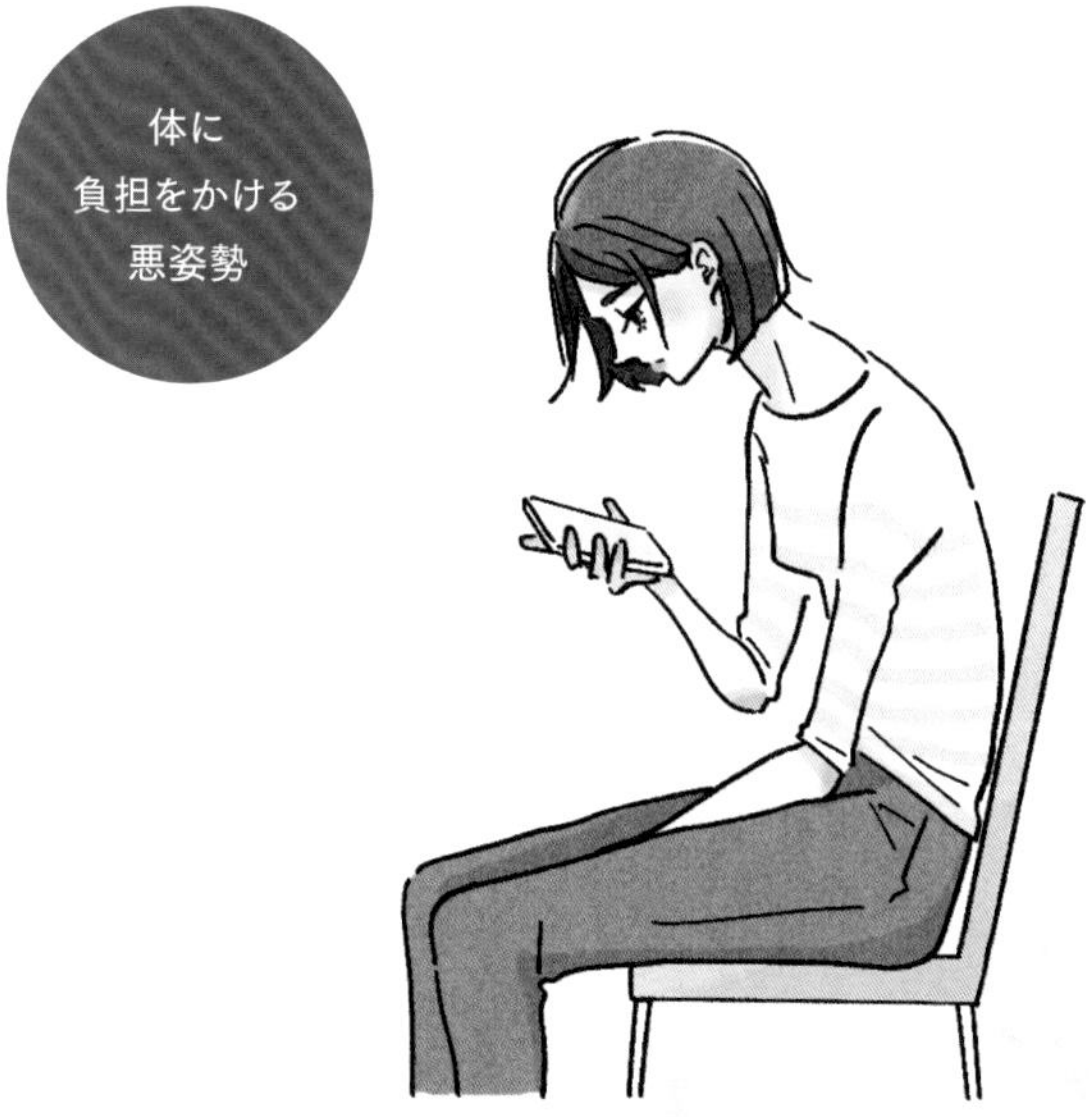

の状態で長時間スマホに集中するとファシアが悪くなるのは想像つくと思います。

対策は、いたって簡単。次の3つを守ってください。

①スマホを顔に近い位置まで上げて使用する
②腕が宙に浮かないように体につけて固定する
③長時間使用しない

理想的な持ち方は、スマホを持ち、顔の高さに上げて、空いているほうの手で操作している側のひじを支えるようにします。座っている場合は、ひじの下にバッグを置くなどして、操作する腕を支える台にしてもいいでしょう。いずれにしても、長時間の使用を避けることが大切です。

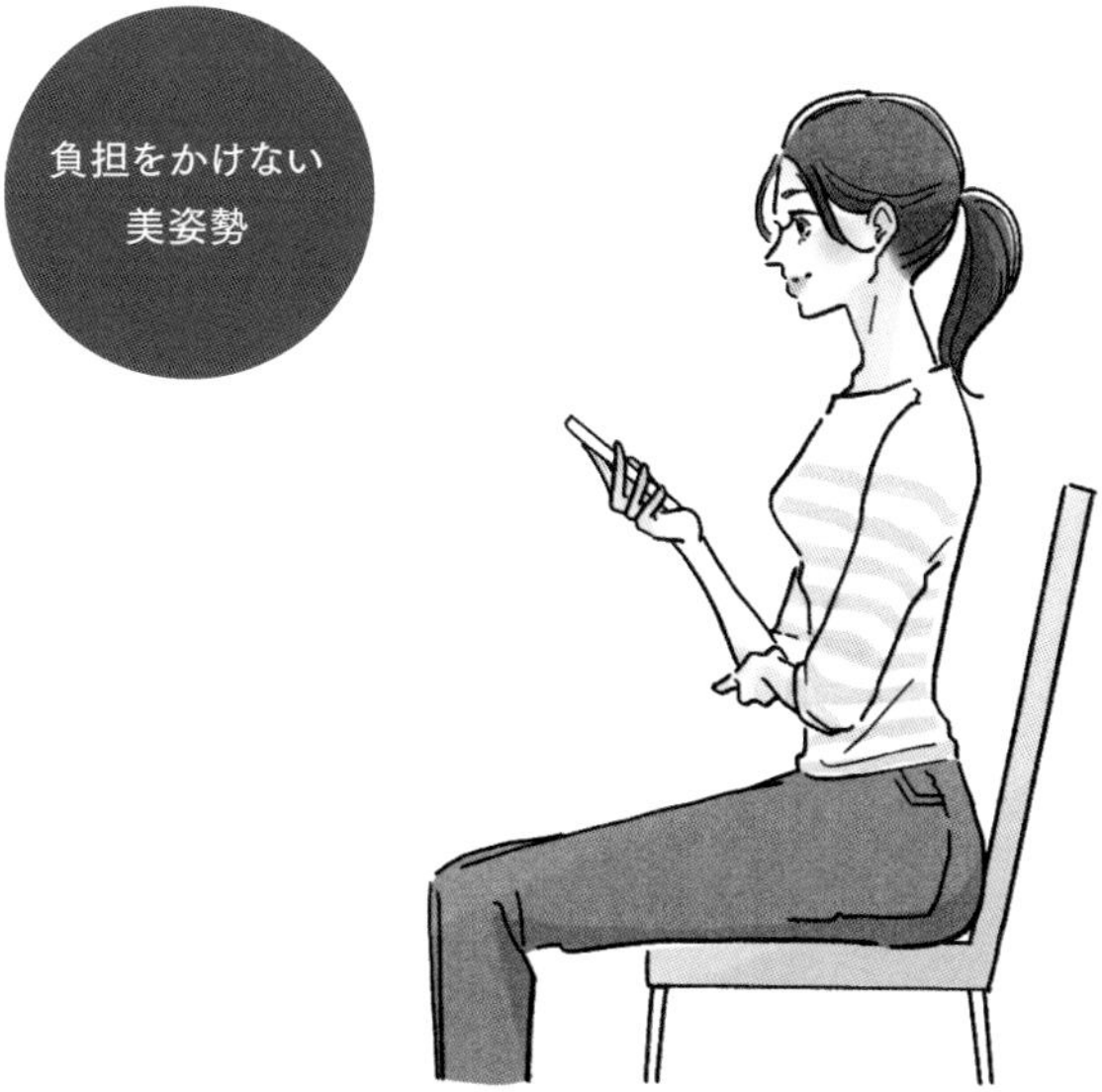

体に負担をかけにくい「リュックの持ち方」

重い荷物を持つと、どうしても肩に大きな負担がかかり、筋肉は緊張し、血流も悪くなります。バッグを肩にかけたり、どちらかの手で持ったりすると、左右のどちらかだけに負担がかかり、これも体のバランスを悪くしてしまいます。そうなると肩だけでなく、首や背中、腰にまで影響が及んでしまいます。

対して、体の中心軸近くで支え、左右の肩に均等に重みがかかるリュックサックなら、バッグに比べれば肩への負担はずいぶん抑えられるでしょう（中心軸とは、眉間《みけん》や鼻、おへそなどを通る、人間の真ん中あたりをいいます）。

だからといって、重い荷物を入れて長時間持ち歩けば、両方の肩に負担をかけることになり、血行が悪くなってしまいます。**重いリュックを背負うと、バランスを保とうと首が前に出る前傾姿勢にもなってしまいます。**リュックでもバッグでも最も大切なのは、できるだけ荷物を減らし、軽量化することです。

体に負担をかけないリュックの背負い方のポイントをいくつかお伝えします。

左右の肩ベルトをいちばん楽に背負える位置に調節しましょう。リュックが腰まで落ちないような長さにし、できるだけ体にフィットさせるようにします。また、肩ベルトはなるべく幅広のものを選ぶと、肩への負担が少なくなります。

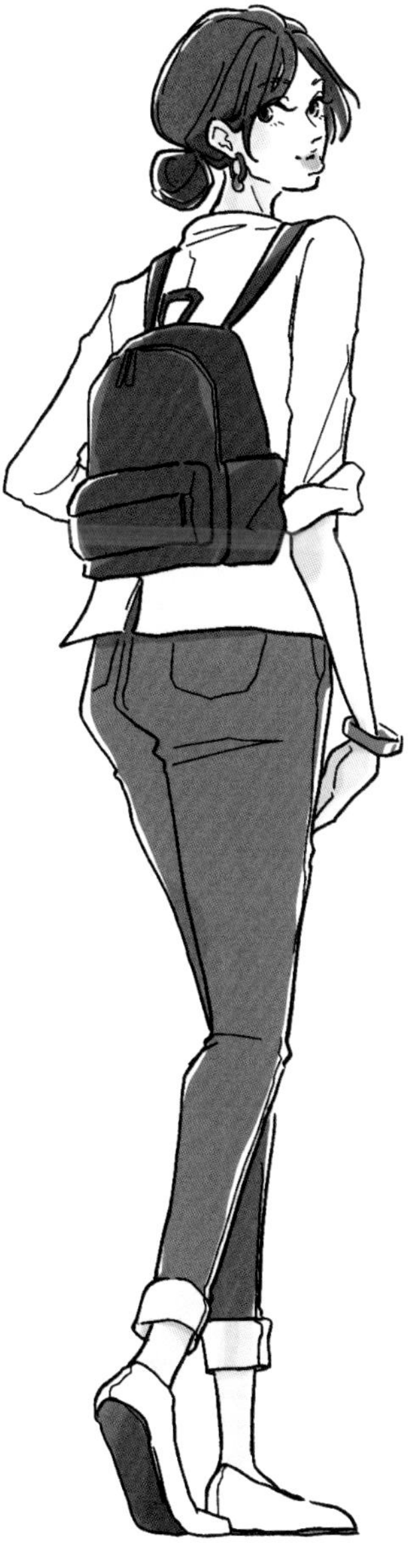

Column

ファシアと筋膜の違いとは？

数年前、「筋膜リリース」が話題になりましたが「『筋膜』と『ファシア』って何が違うの？」と思われた方もいることでしょう。

本来、筋膜は英語でファシア（facia）といいますが、これまでいわれていた筋膜よりもファシアはもっと広い範囲を指します。

ファシアは、6ページで説明したように、みかんに例えると、実を包む薄い膜と、皮と実をつなげる白い筋状のもの。表皮《ひょうひ》と皮下組織の下にある浅層《せんそう》ファシアと、脂肪層を挟んでさらに奥深くにある深層《しんそう》ファシアがあります。

筋膜は、文字通り筋肉を包む膜のこと。筋繊維を束ね、筋肉の形をつくる役割があります。

一方のファシアは、筋肉だけでなく、腱や靭帯《じんたい》、心臓などの内臓を包み、神経と内臓、筋肉と皮膚、筋肉と筋肉、筋肉と骨などのすき間を埋める、繊維状の物質を含むゆるゆるの組織です。

ファシアがあることで、体の動きに合わせて筋肉や神経などがスムーズに動き、体のバランスや姿勢を整えることができているのです。

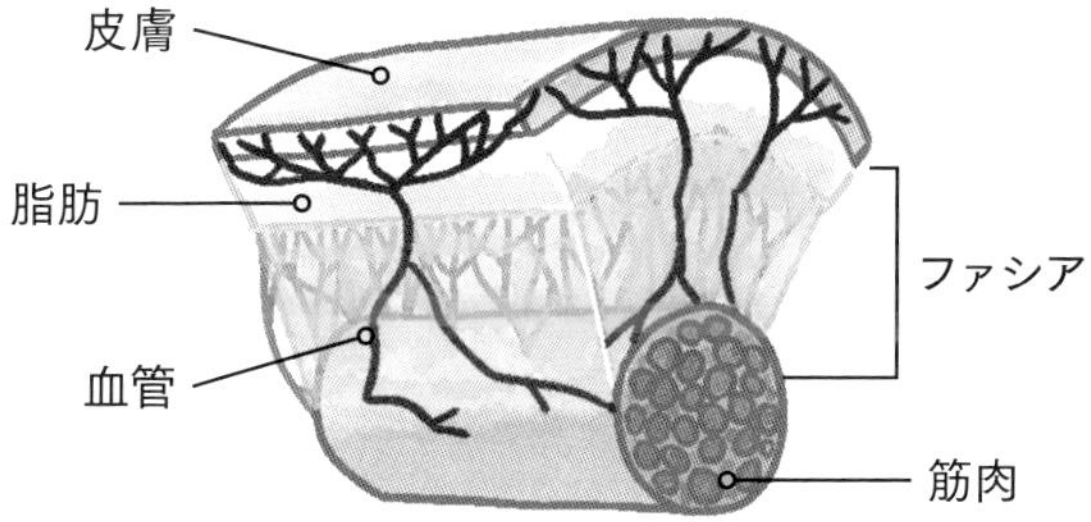
皮膚
脂肪
血管
ファシア
筋肉

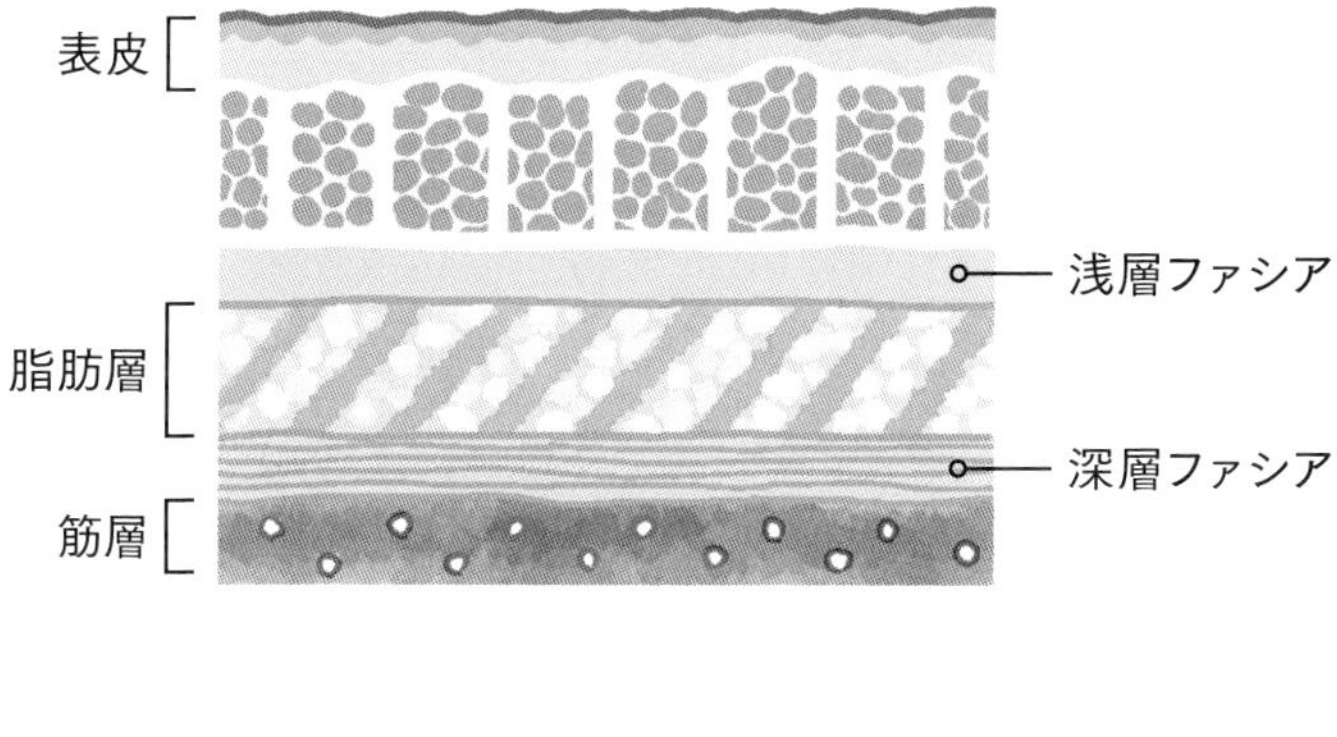
表皮
浅層ファシア
脂肪層
深層ファシア
筋層

おわりに

病院で仕事をしていると、多くの痛みや体の不調で困っている方にお会いします。

MRIなどの最新の検査をしてヘルニアや狭窄症《きょうさくしょう》が見つかる人もいますが、検査ではまったく異常がないのに痛みがなかなか治らない、痛み止めがまったく効果がない、という方もいらっしゃいます。最近の研究でそのような痛みのなかには「ファシアの不具合による痛みが存在する」ことがわかってきました。

ファシアは、体中に存在するゆるゆる組織（疎性結合組織《そせいけつごうそしき》）のことで、それぞれの臓器が伸び伸びと働くためのゆとりの役割を担っていたのです。従来は機能的意味のない不要のものと考えられていましたが、重要な役割を担っていることがわかりました。ちょうど人の心もゆとりがないと思考が悪くなってしまうのと同じですね。毎日ほんの少しだけの工夫で、硬くなってしまったファシアをゆるゆるに戻すことで体も心もゆとりができ、生活が楽しく、美しくなってきます。

病院では話しきれないことを、モデルさんの協力やイラストを通じて本書でお伝えできればと思いました。末筆ながら、コロナ禍の大変な時期ではありましたが、根気よく出版の編集をしていただいた青春出版社の田中隆博氏に心からお礼を申し上げます。

本書が、多くの人の心も体もゆとりをもつきっかけになることを願ってやみません。

遠藤健司